Carsten Drude

Arbeitsbuch Pflege Heute

Carsten Drude

Arbeitsbuch
Pflege Heute

ELSEVIER
URBAN & FISCHER

URBAN & FISCHER
München · Jena

Zuschriften und Kritik an:
Elsevier GmbH, Urban & Fischer Verlag, Lektorat Pflege, Karlstraße 45, 80333 München, pflege@elsevier.de

Wichtiger Hinweis für den Benutzer
Die Erkenntnisse in der Medizin und Pflege unterliegen laufendem Wandel durch Forschung und klinische Erfahrungen. Herausgeber und Autoren dieses Werkes haben große Sorgfalt darauf verwendet, dass die in diesem Werk gemachten therapeutischen Angaben dem derzeitigen Wissensstand entsprechen. Das entbindet den Nutzer dieses Werkes aber nicht von der Verpflichtung, anhand weiterer schriftlicher Informationsquellen zu überprüfen, ob die dort gemachten Angaben von denen in diesem Buch abweichen und seine Verordnung in eigener Verantwortung zu treffen.

Wie allgemein üblich wurden Warenzeichen bzw. Namen (z. B. bei Pharmapräparaten) nicht besonders gekennzeichnet.

Bibliografische Information der Deutschen Nationalbibliothek
Die Deutsche Nationalbibliothek verzeichnet diese Publikation in der Deutschen Nationalbibliografie; detaillierte bibliografische Daten sind im Internet über http://dnb.d-nb.de abrufbar.

1. Auflage 1999
2. Auflage 2000
3. Auflage 2002
4. Auflage 2009

Der Urban & Fischer Verlag ist ein Imprint der Elsevier GmbH.

09 10 11 12 13 5 4 3 2 1

Um den Textfluss nicht zu stören, wurde bei Patienten und Berufsbezeichnungen die grammatikalisch maskuline Form gewählt. Selbstverständlich sind in diesen Fällen immer Frauen und Männer gemeint.

Planung und Lektorat: Tilmann Klare, München
Herstellung: Gabriele Reuter, München
Redaktion: Caroline Dietrich, Heidelberg
Satz: Kösel, Krugzell
Druck und Bindung: Uniprint International BV, the book factory
Fotos/Zeichnungen: siehe Abbildungsnachweis
Umschlaggestaltung: SpieszDesign, Neu-Ulm
Titelfotografie: © GettyImages/Photodisc

ISBN 978-3-437-26651-5

Inhaltsverzeichnis

Abbildungsnachweis

Der Verweis auf die jeweilige Abbildungsquelle befindet sich bei allen Abbildungen im Buch am Ende des Legendentextes in eckigen Klammern. Alle nicht besonders gekennzeichneten Grafiken und Abbildungen © Elsevier GmbH, München.

A300-190 G. Raichle, Ulm, in Verbindung mit der Reihe Klinik- und Praxisleitfaden, Urban & Fischer Verlag, München
A300-157 S. Adler, Lübeck, in Verbindung mit der Reihe Klinik- und Praxisleitfaden, Elsevier GmbH, Urban & Fischer Verlag, München
A300-215 S. Weinert-Spieß, Neu-Ulm, in Verbindung mit der Reihe Klinik- und Praxisleitfaden, Urban & Fischer Verlag, München
A400-190 G. Raichle, Ulm, in Verbindung mit der Reihe Pflege konkret, Elsevier GmbH, Urban & Fischer Verlag, München
A400-215 S. Weinert-Spieß, Neu-Ulm, in Verbindung mit der Reihe Pflege konkret, Elsevier GmbH, Urban & Fischer Verlag, München
K115 A. Walle, Hamburg
L116 R. Young, Ulm
L157 S. Adler, Lübeck
W195 Klinikum Nürnberg Süd, Intensivstation, Nürnberg
X229 Kaiserswerther Diakonie, Düsseldorf

Vorwort

Das Arbeitsbuch zu *Pflege heute, 4. Auflage* ist fertig. Wenngleich multimediales Lernen weiter auf dem Vormarsch ist, haben doch die **Grundsätze der Lernpsychologie** nach wie vor ihre Berechtigung: Lesen und Schreiben – die kommunikative Auseinandersetzung in Einzel-, Partner- oder Gruppenarbeit, bei der Inhalte der Ausbildung wiederholt und vertieft werden, sind mit diesem Arbeitsbuch anzubahnen.
Insgesamt kann ein Arbeitsbuch zu einem Gesamtwerk wie *Pflege heute* nur einen kleinen Ausschnitt der zu bearbeitenden Themen darstellen. Ein „Wiederholungsbuch", das sämtliche Kapitel detailliert aufgreift, würde mindestens den dreifachen Seitenumfang des Hauptwerkes erfordern.
Die **Zielsetzung des Arbeitsbuches** ist eine andere: Die Themen sollen in unterschiedlicher Art und Weise durch unterschiedliche Aufgabentypen thematisiert werden. Für Auszubildende soll es als Anregung dienen, sich mit einzelnen Themen näher zu beschäftigen. Für Pflegende, Praxisanleiter und Lehrer soll es dazu dienen, diese Aufgaben als Anregung zur Entwicklung eigener Aufgaben zu nutzen.

Was ist neu?

Alle Aufgaben des Arbeitsbuches wurden komplett neu erstellt und orientieren sich an der neuen Gliederung und Systematik des Hauptwerks *Pflege heute*.
Es finden sich im Arbeitsbuch keine Multiple-Choice Fragen – dies würde der oben schon genannten Zielsetzung widersprechen. Dennoch bleibt das Arbeitsbuch, trotz teilweise sehr offener Fragestellungen, eng am Hauptwerk, das als Kontrollinstrument jederzeit hinzugezogen werden kann.
Eine zentrale Methode ist die im Arbeitsbuch häufig angesprochene „Strukturlegetechnik". Hier findet sich am Ende des Buches eine kurze Erläuterung und Einführung.

Hinweise zur Benutzung

Vor der Bearbeitung der einzelnen Aufgaben bietet es sich an, die wichtigsten Inhalte der jeweiligen Kapitel noch einmal durchzulesen bzw. die Unterrichtsmitschriften zu benutzen. Das Arbeitsbuch ist analog zu den Kapiteln in *Pflege heute* aufgebaut und folgt dessen Gliederung.
Die Bearbeitung selbst wird am besten mit einem Zusatzblatt/Notizblock durchgeführt, da die Aufgaben oft einen großen Bearbeitungsumfang haben, der nicht einfach mit „ja" oder „nein" beantwortet werden kann.
Das Originalwerk *Pflege heute* sollte auch griffbereit sein. Man kann die Aufgaben zwar ohne das Originalwerk bearbeiten, zum Nachlesen und Nachschlagen ist es aber unverzichtbar.
Am Ende des Buches finden sich zu einigen Kapiteln **ergänzende Kommentare**. Diese sind zur Erläuterung, zur kreativen Anregung und zur weiteren Erarbeitung des jeweiligen Themas gedacht.
Wenn in den Aufgaben und Lösungen sowie in den Freitexten und Kommentaren eine geschlechtsneutrale Formulierung nicht erfolgt ist, so ist das jeweils andere Geschlecht gleichermaßen mit angesprochen und gemeint.

Autorenvita

Carsten Drude

Krankenpfleger; Berufstätigkeit in verschiedenen Pflegebereichen, Schwerpunkte in der Anästhesie-/Intensivpflege; pflegerische Berufstätigkeit in der Schweiz (Akutpsychiatrie);
Studium der Pflegepädagogik an der FH Münster; Abschluss: Dipl.-Pflegewissenschaftler;
Stipendiat der Studienstiftung des Deutschen Volkes;
Dozententätigkeit an verschiedenen Bildungseinrichtungen/Krankenpflegeschulen im Gesundheitswesen;
Mehrjährige Tätigkeit als Schulungsmitarbeiter bei der Fa. easySoft (Software für Bildungseinrichtungen im Gesundheitswesen);
Seit 2005 Gesamtschulleiter der Katholischen Schule für Gesundheits- und Pflegeberufe Dortmund gGmbH (Bildungseinrichtung für Aus-, Fort- und Weiterbildung im Gesundheitswesen);
Seit 2003 Lehrbeauftragter der Fachhochschule Münster; Fachbereich Pflege & Gesundheit (EDV & Schulorganisation);
Seit 2008 Student im Masterstudiengang Schulleitungsmanagement an der KFH Köln.
Herausgeber und Autor verschiedener Fachbücher: Arbeitsbuch Pflege heute (2. & 3. Auflage), Pflegeunterricht konkret, Unterrichtsmethoden in der Pflegeausbildung, Bunte Reihe Geistes- und Sozialwissenschaften, Klausur Pro

Grundlagen zum Pflegeverständnis

Aufgabe 1.1

➢ PH 1.1.1

Menschenbilder als Grundlage des Handelns in sozialen Berufen

Auf der Abbildung sehen Sie den Mensch in verschiedenen Beziehungen/Abhängigkeiten. Wovon sind Sie abhängig? Nutzen Sie die Abbildung als Anregung und diskutieren Sie Ihre Gedanken mit einem Mitschüler/mit Ihrem Anleiter.

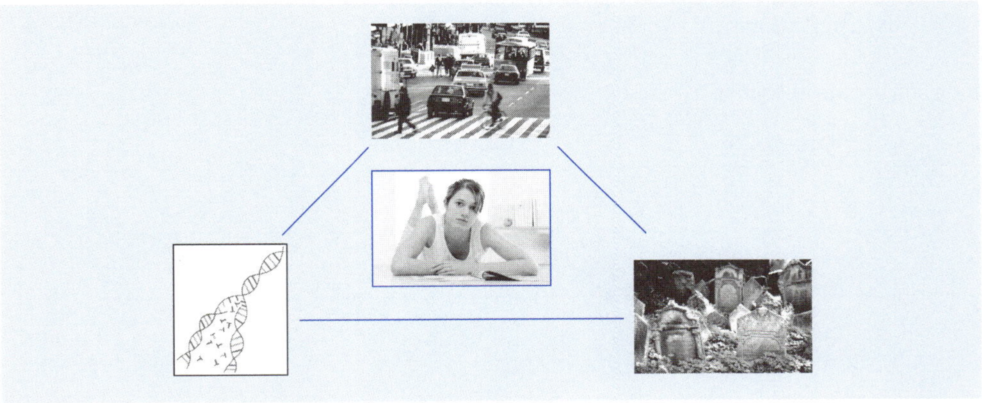

Abb. 1.1: Der Mensch als abhängiges Subjekt. [J660, J666, J668, S009]

Aufgabe 1.2

➢ PH 1.1

Reflexion

Was verstehen Sie unter dem Begriff „Reflexion"? Betrachten Sie vor allem die Reflexion im pflegerischen Handeln.
Als Fortsetzung bietet es sich an, über Ihr Menschenbild zu sprechen. Von welchem Menschenbild sind Sie geprägt, welche Menschenbilder kennen Sie?

Aufgabe 1.3

➢ PH 1.1.1

Psychisches und physisches System

Als **psychisches System** bezeichnet man die Verarbeitung von Gefühlen, Erlebnissen, Erfahrungen eines Individuums. Das psychische System steht mit dem **physischen System**, dem Körper, in Verbindung. Wenn der Einzelne auf einen anderen oder eine Gruppe trifft, stößt sein psychisches System auf

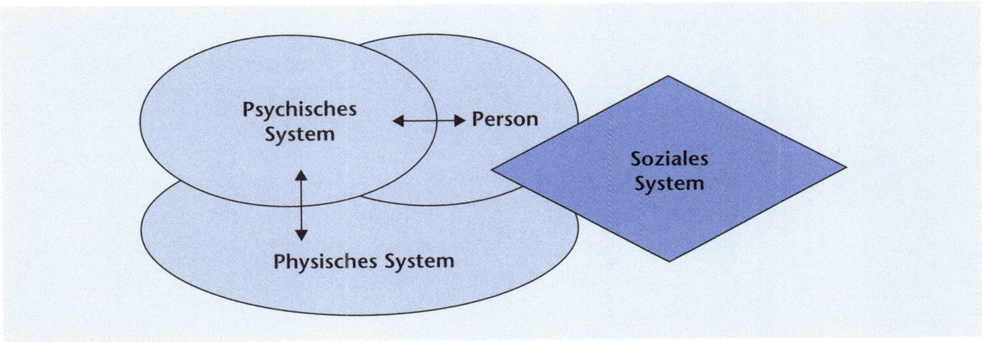

Abb. 1.2: Der Mensch und die Wechselbeziehung seiner Systeme.

ein **soziales System.** Soziale Systeme entstehen, wenn Menschen innerhalb eines Sozialverbandes (Familie, Arbeit, Verein) miteinander kommunizieren.
Diese Zusammenhänge können sich auch in Form von Krankheiten zeigen. Diskutieren Sie mit Ihrem Mitschüler über diese Abhängigkeiten. Haben Sie bei sich oder bei anderen schon derartige Auswirkungen erleben können? Welche?

➤ PH 1.1.2

Aufgabe 1.4

Textaufgabe „Menschenbilder"

In den Aufgaben 1.1 und 1.2 wurde der Begriff „Menschenbild" behandelt. Lesen Sie das Kapitel 1.1.2 in *Pflege heute, 4. Auflage* und fassen Sie die Kernelemente der folgenden Menschenbilder kurz (stichpunktartig) zusammen:

Individuelles Menschenbild

Naturwissenschaftliches Menschenbild

Sozialwissenschaftliches Menschenbild

Philosophisches Menschenbild

Theologisches Menschenbild

Aufgabe 1.5

➢ PH 1.2.1

Der Begriff **Ethik** spielt im Pflegeberuf eine große Rolle. Doch was bedeutet dieser Begriff eigentlich? Und was heißt dann **ethisch**? Versuchen Sie, für beide Begriffe eine Definition zu geben und diskutieren Sie dann konkrete Beispiele/Situationen aus dem Pflegealltag, bei denen es zu (in Ihren Augen fragwürdigen) Entscheidungen kam, mit Ihrem Mitschüler oder Anleiter.

Ethik

ethisch

➢ PH 1.4

Aufgabe 1.6

Pflegeethik

Stellen Sie sich folgende Situation vor: Sie betreten ein Patientenzimmer und sehen, dass Herr F., ein 54-jähriger Patient, der vor drei Tagen mit einem Herzinfarkt in die Klinik eingeliefert wurde, aufgeregt im Bett sitzt. Bestimmend sagt er: „Bitte bringen Sie mir sofort einen Nachtstuhl!" Sie wissen, dass der Patient nach dem Behandlungsstandard noch Bettruhe einhalten soll.
Wie verhalten Sie sich? Diskutieren Sie diese Fragestellung mit einem Mitschüler/in der Lerngruppe/ mit Ihrem Anleiter. Versuchen Sie weitere Fallbeispiele derartiger Situationen zu finden.

➢ PH 1.4.1

Aufgabe 1.7

Mitwirkung bei der Lebensgestaltung

Bei zahlreichen Pflegeanlässen kommt das Pflegerische darin zum Ausdruck, dass sich die Pflegenden – nach Bearbeitung akut lebensbedrohlicher Situationen – darum bemühen, den Pflegebedürftigen in seiner Lebenssituation zu verstehen, um dann mit ihm in einem Dialog zu ermitteln, wie er sein Leben gestalten kann und will.
Tragen Sie in die Tabelle ein, welche Ausrichtung das pflegerische Handeln haben sollte (Was hat in der jeweiligen Situation Vorrang?).

Zustand	Akute Erkrankung	Chronische Erkrankung	Situatives Unvermögen	Entwicklungsbedingtes Unvermögen	Spezielle Leidphänomene
Erscheinungsbild	z. B. frischer Herzinfarkt	z. B. Morbus Parkinson	z. B. Verkehrsunfall	z. B. ein Säugling	z. B. Sterbesituation
Ausrichtung der Pflege					

➢ PH 1.4.2

Aufgabe 1.8

Handlungsethik Pflege

Die **Handlungsethik Pflege** hinterfragt das Tun und Lassen eines jeden Pflegenden in seiner ethischen Dimension. Handeln ist in diesem Zusammenhang nicht nur als ein geplantes Agieren zu verstehen, sondern schließt Verhaltensweisen, die ohne großartige Denkanstrengung ausgeführt werden oder persönliche Werthaltungen als Einstellungen oder Haltungen mit ein.
Als hilfreiches Instrument hat sich bei handlungsorientierten Fragen der **PDCA-Zyklus** erweisen. Wofür stehen diese Buchstaben?

P ____________________

D ____________________

C ____________________

A ____________________

Professionelles Pflegehandeln

Aufgabe 2.1

➢ PH 2.1

Um die derzeitige Situation der beruflichen Pflege zu verstehen, ist das Wissen um die geschichtliche Entwicklung der Pflege von großer Bedeutung.
Wie lange gibt es „die Pflege" schon? Wissen Sie, wann in Ihrer Schule/an Ihrer Einrichtung mit der Ausbildung in der Pflege begonnen wurde?

Aufgabe 2.2

➢ PH 2.1.2

Auf der Abbildung sehen Sie das Mutterhaus der Kaiserswerther Anstalten. Was hat es mit dieser Einrichtung und der Entwicklung der beruflichen Pflege in Deutschland auf sich?

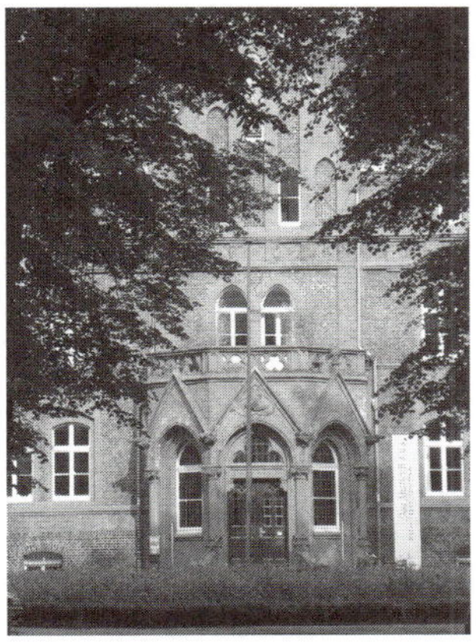

Abb. 2.1: Mutterhaus der Kaiserswerther Anstalten. [X229]

Aufgabe 2.3

➢ PH 2.1.2

Persönlichkeiten der Pflegegeschichte

Hier finden Sie einige Namen berühmter Pflegepersonen. In welcher zeitlichen Epoche haben diese Personen gelebt? Was haben sie für die Pflege/die berufliche Entwicklung der Pflege bewirkt?

Franz Anton May

______

______

______

______

Friederike & Theodor Fliedner

Florence Nightingale

Kennen Sie weitere Personen, die sich um den Pflegeberuf verdient gemacht und die Weiterentwicklung gefördert haben?

➢ PH 2.1.2

Aufgabe 2.4

Agnes Karll und die BO

Was sagt Ihnen der Name Agnes Karll? Wofür steht in diesem Zusammenhang die Abkürzung „BO". Und was ist mit dem DBfK?
Tipp: Alle drei Fragen hängen eng zusammen und sind im Kapitel 2.1.2 von *Pflege heute* erläutert.

Agnes Karll

BO/DBfK

Aufgabe 2.5

➢ PH 2.2.1

Kompetenzen & Qualifikationen

In den Ausbildungszielen der verschiedenen Pflegeberufe wird stets die berufliche (pflegerische) Handlungskompetenz als oberstes Primat angegeben. Diese lässt sich in vier Teilkompetenzen gliedern, die weithin anerkannt sind.
Welche *Teilkompetenzen* sind in Ihrer Ausbildung zu fordern und zu fördern?

A ____________________

B ____________________

C ____________________

D ____________________

Aufgabe 2.6

➢ PH 2.2.1

Versuchen Sie nun, sich eine Situation am Patientenbett vorzustellen, z. B. die Mithilfe/Übernahme der Körperpflege eines immobilen Patienten. Teilen Sie Ihre Handlung nun gemäß der oben angegebenen Kompetenzbereiche auf: Können Sie Teilhandlungen analog zu den Teilkompetenzen finden? (Sie können auch jede andere pflegerische Handlung auswählen, sie sollte aber einen gewissen Komplexitätsgrad besitzen, um alle Teilkompetenzen sichtbar zu machen).

A ____________________

B ____________________

C ____________________

D ____________________

➢ PH 2.2.2

Aufgabe 2.7

Pflegeausbildungen im Vergleich

Ergänzen Sie die leeren Zeilen in der Tabelle

	Gesetzliche Grundlage der Ausbildung und Prüfung	Dauer der Ausbildung	Berufsbezeichnung
Gesundheits- und Krankenpflege			
Gesundheits- und Kinderkrankenpflege			
Gesundheits- und Krankenpflegehilfe			
Altenpflege			
Altenpflegehilfe			

➢ PH 2.2.2

Aufgabe 2.8

Fort- und Weiterbildungen in der Pflege

Eine stetige Bereitschaft, das Fachwissen und -können auf einem hohen Stand zu halten, ist unbedingte Voraussetzung für die Berufsqualifikation. Daher gibt es auch in den Pflegeberufen zahlreiche Fort- und Weiterbildungen.

Kennen Sie den Unterschied zwischen einer Fortbildung und einer Weiterbildung? Nennen Sie Beispiele für beide Bereiche.

Fortbildung:

____

____

____

____

Weiterbildung:

Organisation der Pflege

➢ PH 3.1

Aufgabe 3.1

Pflege im Gesundheitswesen

Der Bedarf an häuslicher Pflege in unserem Gesundheitssystem wächst. Warum ist das so? Nennen Sie mindestens vier Argumente.

➢ PH 3.2.1

Aufgabe 3.2

Krankenhausfinanzierung

Was ist im Krankenhausfinanzierungsgesetz (KHG) unter anderem geregelt (wie setzt sich die Finanzierung der Krankenhäuser zusammen)?

DRG

Wofür steht in diesem Zusammenhang die Abkürzung DRG?

Und was ist damit gemeint?

____

____

____

____

Aufgabe 3.3

➢ PH 3.2.1

Was ist Pflege wert/was kostet Pflege?

In der folgenden Tabelle sehen Sie Leistungen (Beispiele) der häuslichen Pflege. Tragen Sie in die Spalte 2 („Vereinbarte Entlohnung") den € Betrag ein, der von den Trägern und Leistungserbringern vereinbart wurde. Schätzen Sie so den Geldwert pflegerischer Leistungen ein.

Pflegerische Dienstleistung	Vereinbarte Entlohnung in Euro
Behandlungspflege	
Injektionen (einschließlich Einmalspritze) – bis zu zwei Injektionen pro Besuch	
Verbandswechsel: • Zentraler Venenkatheter • Suprapubischer Blasenkatheter • PEG-Versorgung eines akut entzündlich veränderten Enterostomas	
Wundverband (anlegen oder wechseln)	
Dekubitusbehandlung ab Grad III	
Kompressionsstrümpfe • Anziehen • Ausziehen • Kompressionsverband anlegen und wechseln (nicht abwickeln)	
Versorgung mit Trachealkanülen (inkl. Pflege und Verbandswechsel)	
Blasenkatheterisierung (Einmal- oder Dauerkatheterisierung) Anlage oder Wechsel einer Magensonde	
Einlauf Klistier Klysma	
Digitale Enddarmausräumung	
Blutzuckermessung (inkl. Teststreifen)	
Wechsel einer Infusionsflasche samt Zubehör	
Grundpflege	
Grundpflege (z. B. Ausscheidungen, Ernährung, Körperpflege, Prophylaxen, Lagern, Mobilität) – maximal zwei Mal am Tag in Anrechung zu bringen	
Grundpflege und hauswirtschaftliche Versorgung (sofern beide Leistungen nicht mehr als eine Stunde in Anspruch nehmen)	

Pflegerische Dienstleistung	Vereinbarte Entlohnung in Euro
Hauswirtschaft	
Je angefangene Stunde	
Täglich max. drei Stunden	
Anleitung (z. B. der Familienmitglieder)	
Richten von Injektionen zur Selbstapplikation (je Besuch)	
Versorgung von: • Zentraler Venenkatheter • Suprapubischer Blasenkatheter • PEG • Stoma (bei akuten Entzündungen, Hautläsionen); kein Beutelwechsel	
Versorgung mit Trachealkanülen (inkl. Pflege und Verbandswechsel)	
Blasenkatheterisierung (Einmal- oder Dauerkatheterisierung) Anlage oder Wechsel einer Magensonde	
Einlauf Klistier Klysma	
Digitale Enddarmausräumung	

Gleichen Sie nun Ihre Ergebnisse mit den Originalergebnissen aus der Tabelle 3.4a *Pflege Heute* ab. Lagen Sie weit davon entfernt? Warum? Diskutieren Sie die Übereinstimmungen/Differenzen mit Ihrem Lehrer/Anleiter/Mitschüler.

➤ PH 3.2.3

Aufgabe 3.4

Leistungserfassung in der stationären Pflege

Warum werden die Leistungen der stationären Pflege bzw. der Pflegeaufwand erfasst? Geben Sie mindestens vier Gründe an.

____

____

____

____

____

____

____

____

____

Aufgabe 3.5

➢ PH 3.3.1

Krankenhausarten

Ordnen Sie den Begriffen auf der linken Seite die jeweils korrekte Erläuterung auf der rechten Seite zu. Verbinden Sie die Definitionen mittels Linien mit den Erläuterungen.

Langzeitkrankenhäuser	Behandeln Patienten mit einer akuten Erkrankung.
Akutkrankenhäuser	Therapieren bestimmte Patienten, z. B. mit Querschnittlähmungen, nach Abschluss der Akutversorgung weiter. Der Schwerpunkt liegt auf der Rehabilitation
Sonderkrankenhäuser	Sind für Patienten vorgesehen, die eine teilstationäre Behandlung benötigen, z. B. Tages- oder Nachtkliniken.
Krankenhausergänzende Einrichtungen	Behandeln nur bestimmte Patientengruppen, z. B. chronisch oder psychisch Kranke. Zu dieser Kategorie gehören auch *Gefängniskrankenhäuser*

Aufgabe 3.6

➢ PH 3.3.1

Organigramm eines Krankenhauses

Ein Krankenhausdirektorium besteht üblicherweise aus drei zentralen Säulen, denen die weiteren Abteilungen nachgeordnet sind. Welches sind diese drei Säulen?

KRANKENHAUSDIRKETORIUM		

Wissen Sie, welche Personen in Ihrer Einrichtung diese drei Abteilungen leiten? Setzen Sie dieses Organigramm fort, indem Sie die nachgeordneten Verzweigungen aufzeichnen, bis Sie auch sich selbst in diesem Organigramm einordnen können.

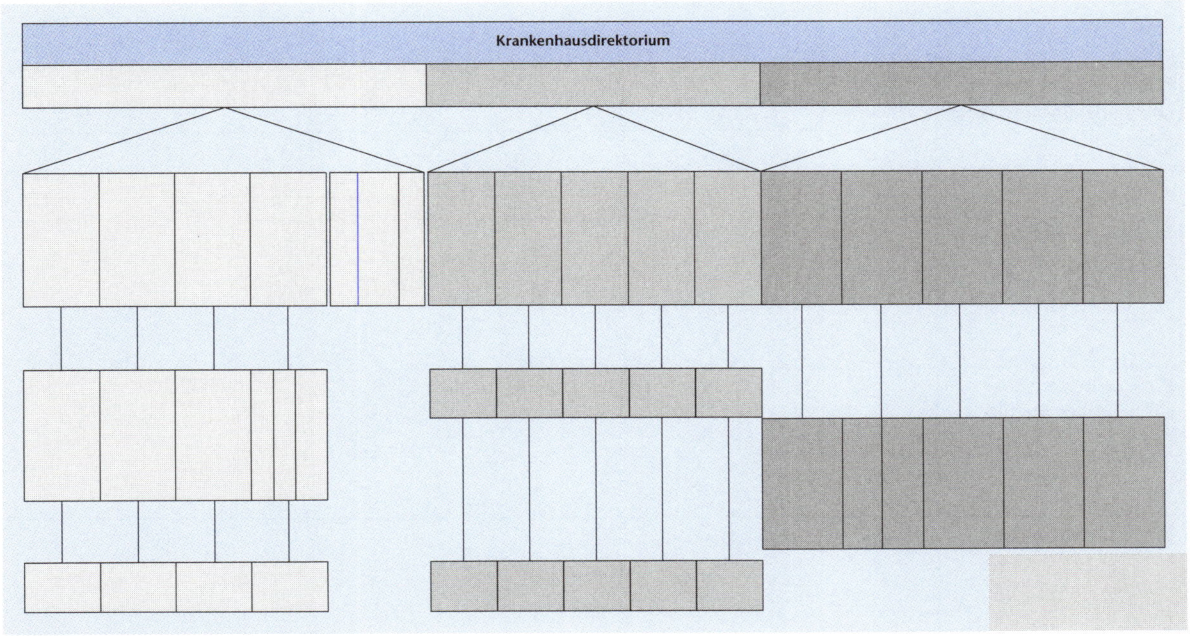

Abb. 3.1: Organigramm eines Krankenhauses.

➢ PH 3.3.3

Aufgabe 3.7

Pflegesysteme

Als Pflegesysteme wird die jeweilige (Arbeits-)Organisationsform der Pflege einer Station oder einer Einrichtung bezeichnet, mit der wichtige Merkmale in den Arbeitsabläufen sowie die Verantwortungsbereiche der Pflegenden festgelegt sind.
Erläutern Sie die Kennzeichen des jeweiligen Systems anhand der in der Tabelle vorgegebenen Kriterien.

	Funktionspflege	Bereichspflege	Primary Nursing
Sicht des Patienten			
Gültigkeit pflegerischer Entscheidungen			
Reflexion – Möglichkeit, die eigene Pflege zu beurteilen und dazuzulernen			
Qualifikation der Pflegenden			
Zeitfaktor			
Flexibilität bei wechselnder Belegung oder Personalstärke			
Auswirkungen auf die Pflegequalität			
Einarbeitung neuer Mitarbeiter, Ausbildung			
Materialvorhaltung			

Aufgabe 3.8

➢ PH 3.3.5

Nacht- und Schichtdienst: Erfahrungsaufgabe

Haben Sie in Ihrer Ausbildungszeit schon den obligatorischen Nachtdienst geleistet? Wie ist es Ihnen dabei ergangen? Haben sich Auswirkungen gezeigt?
Wenn Sie noch keinen Nachtdienst geleistet haben, fragen Sie Ihre Anleiter: Welche Erfahrungen haben diese nach teils jahrlangem Schicht- und Nachtdienst gemacht?
Erstellen Sie anschließend eine Tabelle nach unten stehendem Muster, in der Sie auch Lösungsansätze eintragen können (was hilft zum Ausgleich?). Für Ihre eigenen Ergänzungen in der Tabelle sind noch weitere Zeilen freigelassen.

Schichtdienst/Nachtdienst – Kriterien zur Bewertung	
Biologische Aspekte	
Schlaf	
Soziale Auswirkungen	
Dauerhafte Beschwerden	
Ausgleichende Mechanismen	

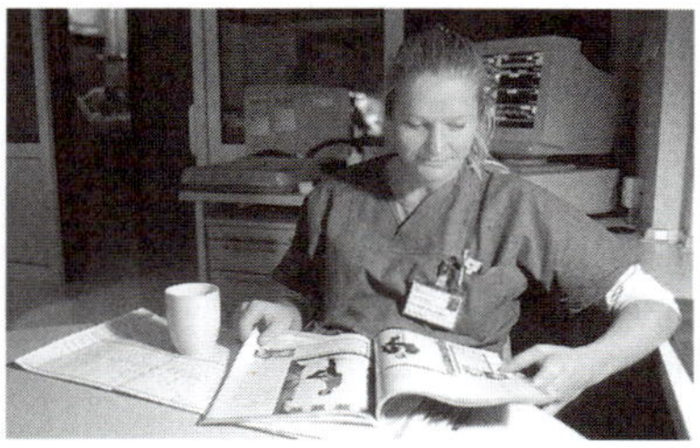

Abb. 3.2: Pflegende im Nachtdienst. [K115]

> PH 3.3.5

Aufgabe 3.9

Übergabe zum Nachtdienst

Zu Beginn des Nachtdienstes informiert sich die Pflegekraft ausführlich über die ihr anvertrauen Patienten und die Station. Was sollten Sie unbedingt wissen?

Pflegewissenschaft

Aufgabe 4.1

➢ PH 4.1.1

Will man sich mit Pflegewissenschaft auseinandersetzen, so muss man zuerst klären, was **Wissenschaft** ist. „Wissenschaft" ist kein eindeutiger Terminus. Je nach Betrachtungsweise kann zweierlei darunter verstanden werden. Zum einen alle Aktivitäten, die auf wissenschaftliche Erkenntnisse abzielen wie Forschen, Entwickeln von Theorien. Zum anderen die Gesamtheit der Erkenntnisse, die auf diesem Weg gewonnen werden.
Drei Hauptelemente sind in jedem Wissenschaftszweig gleich. Tragen Sie die drei Kriterien in die Säulen ein.

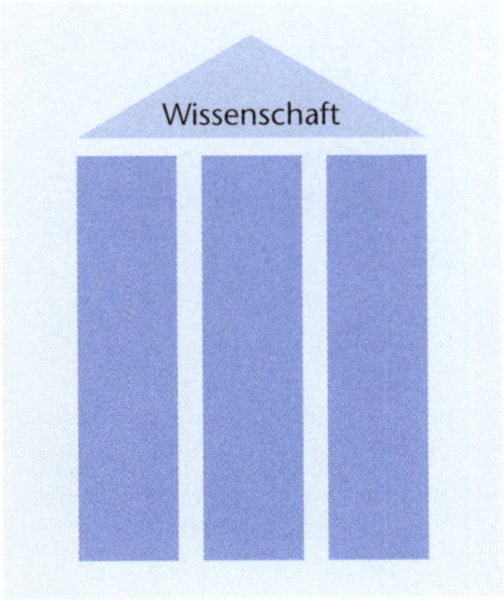

Abb. 4.1: Das Gebäude der Wissenschaft.

Wo finden diese drei Säulen in der Pflege ihren Niederschlag? Nennen Sie Beispiele.

Aufgabe 4.2

➢ PH 4.1.1

Definition Pflegewissenschaft

Nachdem Sie in Aufgabe 4.1 die allgemeinen Wissenschaftskriterien angegeben haben, können Sie sich nun an einer Definition des Begriffs „Pflegewissenschaft" versuchen:

Pflegewissenschaft

____

____

____

____

➢ PH 4.2.1

Aufgabe 4.3

Forschung und Pflegeforschung

Lesen Sie das Kapitel 4.2.1 in *Pflege heute* durch. In diesem Kapitel wird deutlich, dass man generell zwei große **Forschungsansätze** unterscheidet: den *quantitativen* und den *qualitativen* Forschungsansatz. Sie unterscheiden sich nicht nur in der Art und Weise, wie Daten gesammelt, ausgewertet und interpretiert werden, sondern auch in ihrer Auffassung von Wirklichkeit und Wissenschaft.
Versuchen Sie nun, die unten stehende Tabelle auszufüllen und machen Sie so die Unterschiede der qualitativen und quantitativen Forschung deutlich.

	Quantitative Forschung	Qualitative Forschung
Grundorientierung		
Verständnis von Wirklichkeit		
Funktion von Wissenschaft		
Ziel		
Forschungslogik		
Datenerhebung		
Stichprobe		
Daten		

Aufgabe 4.4

➢ PH 4.3.1

Theorien und Modelle der Pflege

Zur Weiterentwicklung der (Pflege-)Profession gehört die Entwicklung eigener **Theorien** und **Modelle** zur „Beschreibung, Erklärung und Interpretation pflegerischer Praxis". Doch was genau sind eigentlich Theorien und Modelle?

Theorie

____

____

____

____

Modell

____

____

____

____

Aufgabe 4.5

➢ PH 4.3.1

Nennen Sie drei Gründe, warum Pflegetheorien und/oder -modelle für den beruflichen Alltag hilfreich sind.

____

____

____

____

____

Aufgabe 4.6

➢ PH 4.3.2

Pflegetheorien

Theorien großer Reichweite sind komplexe, abstrakte Formulierungen über Pflege, die als Rahmen für die Entwicklung Theorien mittlerer und geringer Reichweite in der Pflege dienen können. Theorien großer Reichweite beschäftigen sich mit Fragen wie „Was ist Pflege?". Sie können nicht ohne weiteres in die Praxis umgesetzt oder dort überprüft werden, weil die angewendeten Konzepte sehr abstrakt sind.

In der Tabelle sehen Sie bedeutende Pflegetheoretikerinnen. Geben Sie in der rechten Spalte eine Kurzbeschreibung (stichpunktartig) der jeweiligen Pflegetheorie an.

Begründerin(nen) der Theorie	Kurzbeschreibung
Bedürfnistheorien	
Abdellah, Faye Glenn	
Hall, Lydia E.	
Nightingale, Florence	
Interaktionstheorien	
King, Imogene	
Orlando, Ida Jean	
Travelbee, Joyce	
Wiedenbach, Ernestine	
Humanistische Theorien	
Watson, Jean	
Benner, Patricia; Wrubel, Judith	
Pflegeergebnistheorien	
Johnson, Dorothy E	
Levine, Myra Estrin	
Rogers, Martha E.	

Aufgabe 4.7

➢ PH 4.3.2

In der Tabelle der Aufgabe 4.6 wurden die Pflegetheorien eingeteilt. Erläutern Sie diese Einteilung.

Bedürfnistheorien:

____

____

____

Interaktionstheorien:

____

____

____

Humanistische Theorien:

____

____

____

Pflegeergebnistheorien:

____

____

____

Aufgabe 4.8

➢ PH 4.3.5

Anwendung von Pflegetheorien – Fallbeispiel

Herr M. ist 78 Jahre alt und seit zwei Jahren Witwer. Bis zur Krankenhauseinweisung lebte er alleine in seinem kleinen Reihenhaus am Stadtrand. Sein einziger Sohn wohnt mit seiner Familie in der gleichen Stadt und unterstützt den Vater bei großen Einkäufen etc. Das Mittagessen kocht sich Herr M. meist selbst oder er geht in ein Lokal in der Nähe. Einmal pro Woche kommt eine Nachbarin zum Putzen ins Haus.

Vor zwei Tagen wurde Herr M. mit Verdacht auf einen Schlaganfall eingewiesen. Im CT zeigte sich eine intrazerebrale Blutung der A. cerebri. Aufgrund der Blutung hat Herr M. eine Hemiparese, einen Gesichtsfeldausfall sowie eine Aphasie.

Die Aufgaben der Pflege im Rahmen der medizinisch-therapeutischen Maßnahmen sind, unabhängig von Pflegetheorien, immer gleich. Darüber hinaus setzen die verschiedenen Pflegetheorien – abhän-

gig davon, was sie als Aufgabe der Pflege definieren – unterschiedliche Schwerpunkte in der Pflege und Betreuung von Herrn M.
Bearbeiten Sie das Fallbeispiel nach den unten genannten Pflegetheorien und arbeiten Sie die Schwerpunkte/Sichtweise der Theorie heraus (welches sind die zentralen Fragen für die Pflege?).

Bedürfnisorientierte Theorie von Orem

Prinzipien von Leininger

Auf Basis von Interaktionstheorien

Lebensphasen

Aufgabe 5.1

➢ PH 5

Menschliche Entwicklung

Der Mensch entwickelt sich ein Leben lang. Es gehört zu den zentralen Merkmalen des Lebens, immer wieder neu auf veränderte Umweltbedingungen zu reagieren, sich mit ihnen auseinanderzusetzen, Erfahrungen zu sammeln, reifer und weiser zu werden.
Welche drei zentralen Faktoren haben Einfluss auf die menschliche Entwicklung?

____

____

____

Aufgabe 5.2

➢ PH 5.1

Konzepte der Persönlichkeitsentwicklung

Innerhalb der Entwicklungspsychologie gibt es verschiedene Strömungen, die jedem der drei Faktoren aus Aufgabe 5.1 ein unterschiedliches Gewicht beimessen. Welche Entwicklungsmodelle kennen Sie? Nennen Sie vier Modelle:

____

____

____

____

Erläutern Sie einem Mitschüler, was es mit diesen Modellen auf sich hat. Warum ist das Wissen um diese Entwicklungsmodelle für den Pflegeberuf von Bedeutung?

Aufgabe 5.3

➢ PH 5.3

Sozialisation

Definieren/Übersetzen Sie den Begriff „Sozialisation“.

____

____

____

> PH 5.3.1

Aufgabe 5.4

Der **Sozialisationsprozess** *(Vorgang der Sozialisation)* teilt sich in drei Phasen ein, die als primäre, sekundäre und tertiäre Sozialisation bezeichnet werden. Erläutern Sie diese drei Phasen (was passiert in welcher Phase?).

Primäre Sozialisation

____

____

Sekundäre Sozialisation

____

____

Tertiäre Sozialisation

____

____

> PH 5.3.2

Aufgabe 5.5

Sozialisation: Anwendung in der Pflege

Was sich bei der Erziehung und Sozialisation sozusagen „im Großen" abspielt, leistet die professionelle Pflege jeden Tag in konkreten Situationen: Erkrankt ein Mensch z. B. an einer Stoffwechselerkrankung wie Diabetes mellitus, sind zwei große Anforderungen an den Betroffenen gestellt:

- Der Notwendigkeit, den Tagesrhythmus, die Überwachung des Blutzuckers und die Ernährung an strengen Regeln auszurichten.
- Durch Freiheiten auf anderen Gebieten soll ein Höchstmaß an Lebensqualität erhalten werden.

Was ist im Hinblick auf die Sozialisation die Aufgabe der Pflegenden in dieser Situation? Diskutieren Sie Ihre Ideen mit einem Mitschüler.

> PH 5.6.1

Aufgabe 5.6

Pränatale Entwicklung

Die pränatale (vorgeburtliche) Entwicklung ist zum Großteil genetisch vorprogrammiert. Aber auch hier machen sich bereits Umwelteinflüsse bemerkbar. Tragen Sie in die linke Spalte der Tabelle mögliche schädigende Einflüsse/Einflussfaktoren ein. In die rechte Spalte sollen potenzielle Auswirkungen dieser Noxen eingetragen werden.

Schädigende Einflüsse	Mögliche Auswirkungen (Bsp.)

Aufgabe 5.7

➢ PH 5.6.6

Prävention im Erwachsenenalter

Prävention und Gesundheitsförderung bedeutet in dieser Lebensphase häufig ein Hinwirken auf einen „vernünftigen, maßhaltenden" Lebensstil. Welche allgemeinen Untersuchungen/Checks kennen Sie, die im Erwachsenenalter empfohlen werden?

Wenn Sie im Rahmen Ihrer bisherigen Praxiseinsätze bereits in Präventiveinrichtungen waren, können Sie Ihre Erfahrungen hier einbringen.

Aufgabe 5.8

➢ PH 5.6.7

Alter

Der Alterungsprozess und die Entwicklung chronischer Krankheiten unterliegen großen individuellen Schwankungen. Erläutern Sie in diesem Zusammenhang die folgenden Begriffe.

Biografisches Alter

Biologisches Alter

Soziales Altern

Pflege als Interaktion

Aufgabe 6.1

➢ PH 6.1

Personenbezogene Interaktion

Um das Selbstbestimmungsrecht von Patienten umsetzen zu können, benötigen die Pflegenden **Hintergrundwissen zu wichtigen Einflussfaktoren,** das sie in der einzelnen Pflegesituation nutzen, ohne die Individualität des Patienten aus dem Blick zu verlieren. Welche Einflussfaktoren sind das?

______________________ ______________________

______________________ ______________________

______________________ ______________________

______________________ ______________________

______________________ ______________________

Aufgabe 6.2

➢ PH 6.2.1

Kommunikation: Gespräche im Pflegeprozess

Es gibt einige zentrale Gespräche im Pflegeprozess. Sie können für einen speziellen Abschnitt im Pflegeprozess typisch sein, etwa das Aufnahmegespräch im Stadium der Informationssammlung, können aber auch zu verschiedenen Zeitpunkten stattfinden, wie die Pflegevisite oder das Gespräch zur Patientenentlastung. Ergänzen Sie die leeren Zellen der Tabelle (siehe nächste Seite) und nutzen Sie dabei Ihre bisherigen Erfahrungen Ihrer praktischen Einsätze.

Gespräche	Aufnahmegespräch	Informationsgespräch	Beratungsgespräch	Krisengespräch	Entlastungsgespräch
Anlass					
Ziele					
Wann					
Wer					
Wo					
Wie					

Aufgabe 6.3

➤ PH 6.3.1

Kommunikationsmodell nach Watzlawick

Nennen Sie die fünf Grundsätze der Kommunikation nach dem Kommunikationsmodell von Watzlawick.

Erläutern Sie diese fünf Grundsätze mündlich einem Mitschüler.

Aufgabe 6.4

➤ PH 6.3.3

Transaktionsanalyse

Eric Berne hat eine unter der Bezeichnung Transaktionsanalyse bekannte Theorie der menschlichen Persönlichkeit, der zwischenmenschlichen Beziehung und Kommunikation entwickelt. Hierin beschreibt er drei „Ich – Zustände", die sowohl parallel als auch gekreuzt bei Gesprächspartnern auftreten. Tragen Sie diese Ich-Zustände in die Kreise der Grafik ein und zeichnen Sie mit Pfeilen/Linien die Transaktionen ein.

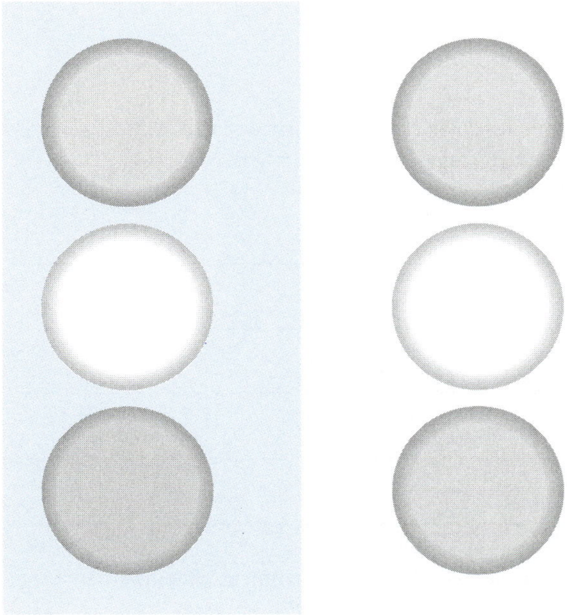

Abb. 6.1: Transaktionsanalyse.

Können Sie Anwendungsbeispiele (im Pflegealltag) für die eingetragenen Transaktionen finden?

➢ PH 6.4.1

Aufgabe 6.5

Gesprächsführung: Aktives Zuhören

Beim aktiven Zuhören in einem Gespräch zwischen der Pflegekraft und einem Patienten gibt es einige Grundregeln: was sollte man tun, was nicht? Tragen Sie diese Grundregeln in die Tabelle ein.

Empfehlenswert	Vermeiden

➢ PH 6.5.4

Aufgabe 6.6

Umgang mit Beschwerden

Pflegende sind in ihrem Berufsalltag häufig mit Beschwerden von unzufriedenen Patienten, aufgeregten Angehörigen, aber auch von Mitarbeitern oder Vorgesetzten konfrontiert.
Was sollte man tun, wenn man mit Beschwerden konfrontiert wird?

Übrigens: Im Kapitel 3.5.4 *Pflege heute* wird ausführlich auf das Instrument „Beschwerdemanagement" eingegangen.

Aufgabe 6.7

➢ PH 6.6.1

Gruppe und Team

Was ist der Unterschied zwischen einer Gruppe und einem Team? Tragen Sie Merkmale von beiden Elementen in die Tabelle ein und beschreiben Sie die beiden Begriffe stichpunktartig.

Gruppe	Team

Aufgabe 6.8

➢ PH 6.8

Fallbeispiel Gesprächstherapie

Lesen Sie das folgende Fallbeispiel durch, und schreiben Sie auf, welche Anteile der Gesprächstherapie bei Frau Lüdenscheidt und Herrn Sauermann zu einer positiven Beziehung zu den Pflegekräften geführt haben.

Fallbeispiel: Frau Gisela Lüdenscheidt ist 71 Jahre alt. Sie lebt seit fünf Jahren in einer Seniorenwohnanlage. Dort wird sie dreimal täglich von einem ambulanten Pflegedienst versorgt.
Seit einigen Jahren leidet sie unter Adipositas, Elephantiasis, Herzinsuffizienz und einer entzündlich-aktivierten Gonarthrose. Sie kann nur noch kurze Strecken mithilfe eines Rollators laufen.
Frau Lüdenscheidt hat lange Jahre in einem Kinderheim als Erzieherin gearbeitet. Sie selbst ist als kriegsbedingte Waise in einem Heim aufgewachsen und hatte keine leichte Kindheit. Trotz dieser Erfahrungen ist sie ein sehr lebensfroher Mensch geblieben. Frau Lüdenscheidt ist ledig und hat keine Angehörigen. In ihrer Freizeit sieht sie gerne romantische Liebesfilme oder schneidert für ihre Puppensammlung neue Kleidung.
Frau Lüdenscheidt nimmt unter der Woche ihre Mahlzeiten im Casino der Wohnanlage ein. Dort trifft sie sich mit anderen alten Menschen und verabredet sich regelmäßig zu einem Rommee-Spiel am späten Nachmittag. Am Wochenende, wenn das Casino geschlossen ist, macht sie sich Dosengerichte warm. Wegen ihrer körperlichen Einschränkungen hat Frau Lüdenscheidt einen Betreuer, der sich um alle finanziellen und organisatorischen Angelegenheiten kümmert. Für die hauswirtschaftliche Versorgung hat Frau Lüdenscheidt eine Haushaltshilfe, die einkauft und die Wohnung putzt. Alle 14 Tage erhält Frau Lüdenscheidt Besuch vom evangelischen Pfarrer, der mit ihr das Abendmahl feiert.
Der ambulante Pflegedienst unterstützt Frau Lüdenscheidt morgens bei der Körperpflege, beim Ankleiden und beim Wickeln der Beine. Mittags kontrolliert die zuständige Pflegekraft den Blutdruck und die Medikamenteneinnahme, abends unterstützt sie Frau Lüdenscheidt bei der Intimpflege und achtet auf die korrekte Einnahme der abendlichen Medikamente.
Frau Lüdenscheidt hat einen Hausnotruf, den sie im Notfall betätigen kann und der ihr Sicherheit vermittelt. Außerdem hat sie ein verstellbares Pflegebett, einen Duschbadsitz und einen Katapultsitz, der ihr das Aufstehen erleichtert.
Die Pflegekräfte gehen gerne zu Frau Lüdenscheidt, mit ihr gab es noch keinen Ärger. Häufig überrascht sie die Pflegekräfte mit einer kleinen Aufmerksamkeit, wie z. B. einer Tafel Schokolade. Sie fühlt

sich seit Jahren durch den Pflegedienst gut betreut und wirkt trotz ihrer Einschränkungen sehr zufrieden.
Ein Nachbar von Frau Lüdenscheidt ist Herr Helmut Sauermann. Er lebt seit dem Tod seiner Frau vor vier Jahren ebenfalls in der Seniorenwohnanlage. Herr Sauermann ist 75 Jahre alt und wird einmal täglich vom gleichen ambulanten Pflegedienst wie Frau Lüdenscheidt betreut. Der Pflegedienst richtet ihm abends die Medikamente und misst einmal pro Woche seinen Blutdruck. Herr Sauermann ist vor zwei Jahren an einem Prostatakarzinom erkrankt, welches in einem frühen Stadium erkannt wurde. Der Tumor konnte mittels Chemo- und Bestrahlungstherapie vollständig entfernt werden. Außer einer Hypertonie, die medikamentös behandelt wird, hat Herr Sauermann keine gesundheitliche Beeinträchtigung.
Herr Sauermann hat drei Kinder, die in der näheren Umgebung leben und ihn abwechselnd besuchen. Außerdem lebt Herr Sauermanns zwei Jahre jüngerer Bruder Horst ebenfalls in der Wohnanlage. Er hatte seinen Bruder nach dem Tod der Schwägerin von einem Umzug in die Wohnanlage überzeugen können. Mittlerweile haben beide Brüder wieder einen guten Kontakt zueinander. Beide sind auf dem Bauernhof ihrer Eltern aufgewachsen. Sie sind daher von Kindesbeinen an schwere körperliche Arbeit gewöhnt. Der Bauernhof wurde nach dem Tod der Eltern vom jüngeren Bruder bewirtschaftet. Als dieser dann zunehmend gebrechlicher wurde und niemand den Hof übernehmen wollte, hat er ihn verkauft. Dies war lange ein Streitpunkt unter den Brüdern, da Helmut Sauermann sehr an dem Familienbesitz hing.
Helmut Sauermann arbeitete lange Jahre als Elektriker in der technischen Abteilung eines Krankenhauses. Aus dieser Zeit hat er noch einen Bekannten, der ihn von Zeit zu Zeit besucht. Herr Sauermann hat einen Führerschein und einen Wagen, mit dem er alle Besorgungen selbst erledigt.
Herr Sauermann hat sich durch seine Krebserkrankung vor zwei Jahren sehr verändert. Die Pflegekräfte des Pflegedienstes haben ihn damals als einen eher mürrischen Menschen kennen gelernt. Zu dieser Zeit war es für sie schwierig, mit ihm zurecht zu kommen. Seine Kinder vermuten, dass dies mit dem Tod seiner Frau zusammenhing. Er war über dreißig Jahre mit ihr verheiratet; sie kannte die Launen ihres Mannes und konnte gut damit umgehen. Er war stets darauf bedacht, möglichst sparsam seinen Lebensabend zu gestalten. Damals beschwerte er sich regelmäßig bei dem Pflegedienst über die seiner Meinung nach zu hohen Rechnungen. Zu der Zeit war er auch sehr misstrauisch, verweigerte dem Pflegedienst die Aushändigung eines Haustürschlüssels und verlies nur im äußersten Notfall seine Wohnung. Dieses Verhalten spitzte sich während der Diagnosestellung stark zu …
Im Rahmen der anschließenden Rehabilitation machte Herr Sauermann eine Gesprächstherapie. Eigentlich fällt es ihm schwer über seine Gedanken und Gefühle zu reden. Doch durch die Therapie gelang es ihm, sich seiner Gefühle bewusst zu werden, wodurch er vieles aufarbeiten konnte. Rückblickend bedauert er es heute, dass seine Frau dies nicht mehr erlebt.
Mittlerweile gehen die Pflegekräfte gerne zu Herrn Sauermann. Er ist nun offener geworden, und sie schätzen ihn als interessanten Gesprächspartner. Diese Veränderung von Herrn Sauermann ist immer wieder Gesprächsthema bei den Pflegekräften …

Patienteninformation, -schulung und -beratung

Aufgabe 7.1

➢ PH 7

Informieren, Schulen & Beraten

Definieren Sie die drei Begriffe und machen Sie die Unterschiede deutlich.

Informieren:

___

___

Schulen:

___

___

Beraten:

___

___

➢ PH 7.1.1

Aufgabe 7.2

Ablauf der Patientenedukation

Analog zum Pflegeprozess erfolgen Schulungen und Informationen in aufeinander folgenden Schritten. Tragen Sie diese Schritte in die Grafik ein.

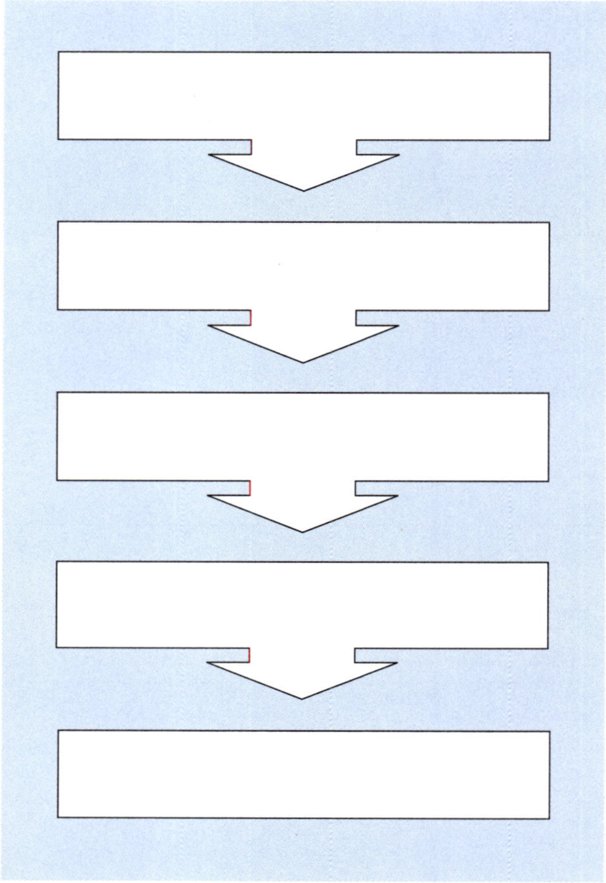

Abb. 7.1: Ablauf der Patientenedukation.

Transfer: Erläutern Sie nun, was mit den einzelnen Schritten gemeint ist. Stellen Sie sich dabei einen Patienten vor, der gerade auf „Ihrer" Station ist und als Erstdiagnose gerade erfahren hat, dass er an einem insulinpflichtigen Diabetes mellitus erkrankt ist.

Aufgabe 7.3

➢ PH 7.2

Patienteninformation – Broschüren

Wenn Sie zur Patienteninformation eine neue Broschüre erstellen wollen, sollte diese bestimmte Anforderungen erfüllen. Nennen Sie mindestens sieben dieser zu erfüllenden Anforderungen. Vielleicht kennen Sie diese Kriterien schon als „Wittener Liste" – dann fällt Ihnen die Beantwortung leicht.

Aufgabe 7.4

➢ PH 7.1.2

Mitarbeit der Patienten

Für eine dauerhaft erfolgreiche Behandlung eines Patienten ist dessen Mitarbeit entscheidend. Erfahrungen aus der Vergangenheit haben gezeigt, dass für diese Mitarbeit eine intensive Beschäftigung mit dem Patienten und dessen individueller Situation unverzichtbar ist.
Erläutern Sie in diesem Zusammenhang die folgenden Fachbegriffe:

Compliance

Adherence

Welcher der beiden Begriffe sollte mittlerweile in die Behandlung eines Patienten einbezogen werden/welcher ist „out"?

> PH 7.2

Aufgabe 7.5

Weitere Informationsquellen

In Aufgabe 7.3 haben Sie sich mit der Erstellung von Broschüren zur Patienteninformation beschäftigt. Welche weiteren Medien eignen sich für eine Patienteninformation?

> PH 7.4

Aufgabe 7.6

Beratungskompetenz in der Patientenberatung

Einige Menschen besitzen „von Haus aus“ beraterische Fähigkeiten. Sie werden als „guter Zuhörer“ bezeichnet und zeichnen sich durch Offenheit aus. Andere können ihre Fähigkeiten in Seminaren verbessern und wieder anderen fällt es grundsätzlich schwer, sich auf andere Menschen so einzustellen, dass diese – nach der Patientenedukation – ihren eigenen Weg gehen können. Dieser „eigene Weg“ des Betroffenen ist jedoch Ziel und damit die Grundlage der Beratung.
Welche Elemente zählen zu einer ausgeprägten Beratungskompetenz?

Aufgabe 7.7

➤ PH 7.1.3

Pädagogik und Psychologie in der Patientenedukation

Generell ist es im Rahmen der Patientenedukation günstig, wenn immer dieselbe Pflegende die Verantwortung für einen Patienten im Lernprozess übernimmt – Information, Beratung und Schulung sind deswegen auch Kernaspekte des Primary Nursing bzw. des Case-Managements. Die Pflegenden beachten die Prinzipien der Lernpsychologie. Welche sind das?

Aufgabe 7.8

➤ PH 7.3

Mikroschulungen

Eine Form der Patientenschulung ist die so genannte Mikroschulung. Was ist damit gemeint? Kennen Sie Anwendungsbeispiele?

Beschreibung „Mikroschulung"	Anwendungsbeispiele

Gesundheitsförderung und Prävention

➢ PH 8.1.1

Aufgabe 8.1

Gesundheit – wissenschaftliche Definitionen

Versuchen Sie, anhand der vorgegebenen Denkrichtungen eine Definition des Begriffs „Gesundheit“ zu geben.

Biologische Sicht

___

___

Psychologische Sicht

___

___

Soziologische Sicht

___

___

Was ist Ihre Definition von Gesundheit? Sind Sie gesund? Was erhält den Menschen gesund? Wirkt sich dieses Wissen auf Ihr berufliches Handeln aus?

➢ PH 8.1.1

Aufgabe 8.2

Verständnis von Gesundheit – Fragebogen/Interview

Entwickeln Sie einen Fragebogen bzw. den Leitfaden für ein Interview auf Basis der folgenden Fragen:

- Ich fühle mich gesund, wenn …
- Ich bin gesund, weil …
- Um gesund zu leben brauche ich …
- Ich werde krank, wenn …
- Meine Gesundheit verbessert sich, wenn …
- Eine Person hat meine Gesundheit beeinflusst durch …
- Ein Ereignis hat meine Gesundheit beeinflusst durch …
- Für meine Gesundheit ist verantwortlich …

Setzen Sie diesen Fragebogen in 2er Teams/Kleingruppen bei Passanten in Ihrer Umgebung ein/führen Sie entsprechende Interviews durch. Erläutern Sie aber jeweils den Kontext dieser Befragung und sorgen Sie für Anonymität.
Diskutieren Sie anschließend das Ergebnis und werten es aus:

- Waren auffällige Antworten dabei?

- Hätten Sie die Antworten in dieser Form erwartet?
- Was war für Sie überraschend?
- Haben die Ergebnisse Auswirkungen auf Ihr pflegerisches Handeln?

Aufgabe 8.3

➢ PH 8.1.2

Gesundheitsförderung und Prävention

Gesundheitsförderung und Prävention haben das gemeinsame Ziel, den gesundheitlichen Zustand des Einzelnen zu erhalten. Dabei sind die Übergänge zwischen Prävention und Gesundheitsförderung fließend. Ergänzen Sie die leeren Zellen der Tabelle.

	Gesundheitsförderung	Primäre Prävention	Sekundäre Prävention	Tertiäre Prävention
Sichtweise	Gesundheit fördern, Widerstandsressourcen stärken	Risiko minimieren, bevor Krankheit ausbricht	Krankheit frühzeitig erkennen, möglichst schon im symptomlosen Prodromalstadium	Verschlechterung (Chronifizierung) bei bestehender Erkrankung vermeiden, Komplikationen vermeiden
Zielgruppe				
Ziel				
Beispiele/ Maßnahmen				

Aufgabe 8.4

➢ PH 8.1.3

Pathogenese und Salutogenese

Definieren und erläutern Sie die beiden Begriffe.

Pathogenese

___

___

Salutogenese

___

___

➢ PH 8.1.5

Aufgabe 8.5

Stress und Coping

Wie würden Sie den Begriff „Stress“ definieren?

Das **transaktionale Stressmodell nach Lazarus** versucht die individuellen Unterschiede im Stresserleben zu erklären: Bevor der Mensch einen Stressreiz (Stimulus) an sich heranlässt, nimmt er zwei Bewertungen vor. Welche sind dies? Erläutern Sie die beiden Bewertungsformen

1.

2.

➢ PH 8.1.5

Aufgabe 8.6

Gesundheitsförderung in Gesellschaft und Politik

Länderübergreifend wurden und werden immer wieder globale Konferenzen einberufen, auf denen allgemeine Ziele zur Gesundheitsförderung formuliert werden. Nennen Sie die wichtigsten Kernaussagen der aufgeführten Konferenzen. Wissen Sie auch, zu welcher Zeit diese Konferenzen stattfanden?

Konferenz von Alma Ata

Ottawa-Charta

Gesundheit 2000

Jakarta

Aufgabe 8.7

➢ PH 8.2.1

Gesundheitsförderung und Pflege

Im Rahmen des so genannten Patientenempowerments wirken Pflegekräfte aktiv bei der Gesundheitsförderung mit. Was bedeutet Patientenempowerment in diesem Zusammenhang (Ziele der pflegerischen Handlung):

Aufgabe 8.8

➢ PH 8.2.2

Gesundheitsförderung und Prävention bei pflegenden Angehörigen

Welche Bereiche kann die Beratung pflegender Angehöriger umfassen? Stellen Sie sich dabei einen konkreten Patienten/Bewohner/Klienten vor.

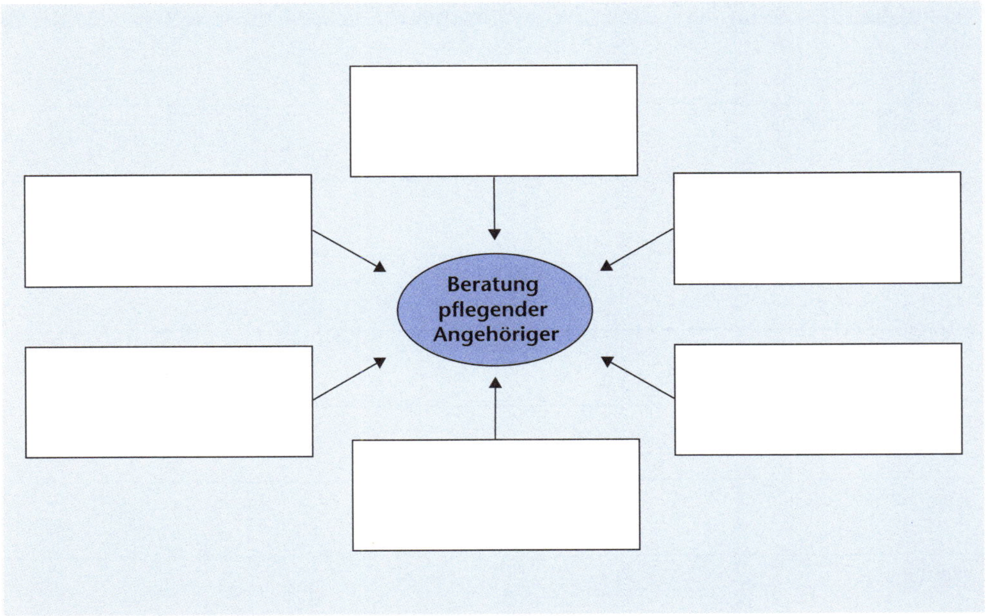

Abb. 8.1: Beratung pflegender Angehöriger.

Rehabilitation

➢ PH 9

Aufgabe 9.1

Verständnis von Rehabilitation

Der Begriff Rehabilitation (*lat.* re = wieder; habilitare = fähig machen) weist auf die Wiederherstellung, Wiedererlangung, Wiederaneignung von Fähigkeiten oder eines Zustands hin. Wie würden Sie den Begriff Rehabilitation im Hinblick auf Ihre pflegerische Unterstützung/Ihre Pflegemaßnahmen definieren?

➢ PH 9.2.1

Aufgabe 9.2

ICF – Begriffsklärungen

Mit der Einführung des *Rehabilitationsrechts 2001,* dem Sozialgesetzbuch Band IX, haben sich viele der bis dahin geltenden Begriffe und die Ausrichtung der Rehabilitation geändert. Wesentlich geprägt wurde das Gesetz durch die internationale Klassifikation der Funktionsfähigkeit, Behinderung und Gesundheit (**ICF, I**nternational **C**lassification of **F**unctioning, Disability and Health).
Tragen Sie die Bedeutung der aufgeführten Begriffe in die Tabelle ein.

Begriffe	Bedeutung
Behinderung	
Schwerbehinderung	
Funktionale Gesundheit	
Kontextfaktoren	
Körperfunktionen	
Körperstrukturen	
Schädigungen	
Aktivität	
Partizipation (Teilhabe)	
Beeinträchtigungen der Aktivität	
Beeinträchtigungen der Partizipation	

Aufgabe 9.3

➢ PH 9.2.4

Träger der Rehabilitation

Nennen Sie die Träger der Leistungen (Rehabilitationsträger).

Aufgabe 9.4

➢ PH 9.2.4

Pflegehilfsmittel

Was sind im Sinne des SGB XI Pflegehilfsmittel und wie ist es mit deren Verordnung?

Aufgabe 9.5

➢ PH 9.3.1

Pflegerische Rehabilitation

Vier **Ziele pflegerischer Rehabilitation** können unterschieden werden. Nennen und erläutern Sie diese.

1.

2.

3.

4.

➢ PH 9.6

Aufgabe 9.6

Geriatrische Rehabilitation

Die Rehabilitation alter Menschen ist eng verbunden mit der Bedeutungszunahme, die pflegerische Rehabilitation in den letzten Jahren erfahren hat. Nennen Sie die Schwerpunkte pflegerischer Rehabilitation alter Menschen und tragen Sie diese in die Abbildung ein.

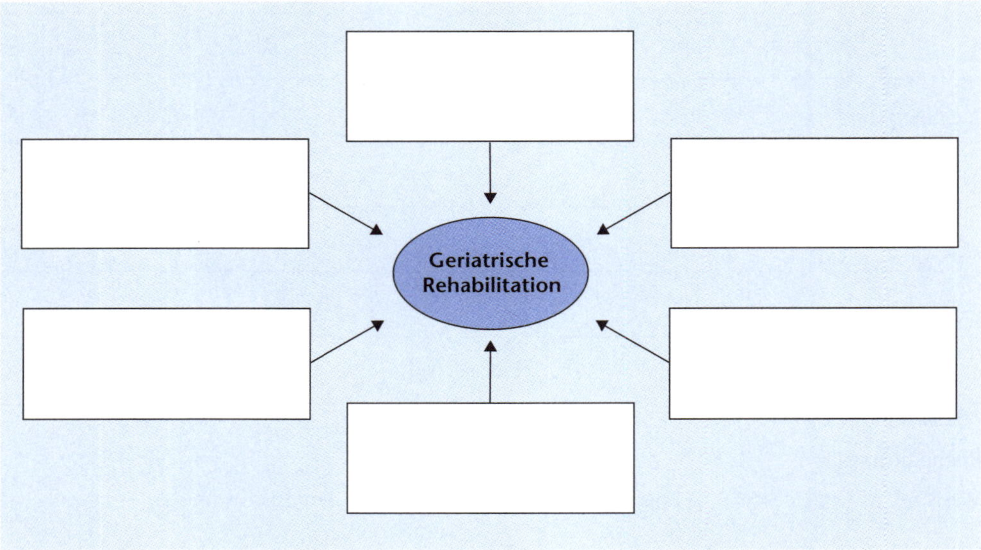

Abb. 9.1: Geriatrische Rehabilitation.

➢ PH 9.5.1

Aufgabe 9.7

Neurologische Rehabilitation – Barthel Index

Der Barthel-Index ist Mitte der 1960er Jahre zur Erhebung des Rehabilitationsbedarfs entwickelt worden. Er ist weit verbreitet, leicht zu handhaben und erhebt zehn funktionelle Einschränkungen des täglichen Lebens. Nennen Sie diese (Achtung: es handelt sich dabei NICHT um die ATLs).

Wie funktioniert die Punkteverteilung beim Barthel Index?

➢ PH 9.5.3

Aufgabe 9.8

Rehabilitation bei einem Patienten mit Asthma bronchiale

Neben der Patientenedukation zielt die Rehabilitation bei diesem Krankheitsbild auch auf die Linderung der Symptome und die Vermeidung von Komplikationen. Erläutern Sie, wie bei diesen Patienten eine Steigerung der genannten Kriterien erreicht werden kann:

Steigerung des Wohlbefindens

Steigerung der Aktivitäten

Steigerung des Durchhaltevermögens und der Kraft

Steigerung der Selbstkontrolle/des Selbstmanagements

Palliativpflege

➢ PH 10.2

Aufgabe 10.1

Begriffsklärungen

Erläutern Sie die folgenden Begriffe mit eigenen Worten.

Palliativpflege

___

___

Palliativmedizin

___

___

Thanatologie

___

___

➢ PH 10.2

Aufgabe 10.2

Hospizbewegung

Viele Menschen glauben, das Wort *Hospiz* bezeichne ein „Sterbehaus". Tatsächlich ist damit jedoch nicht ein Gebäude, sondern die Hospizbewegung gemeint, die sich verschiedene Ziele gesetzt hat. Welche sind das? Tragen Sie Ihre Lösungen in die Zeichnung ein.

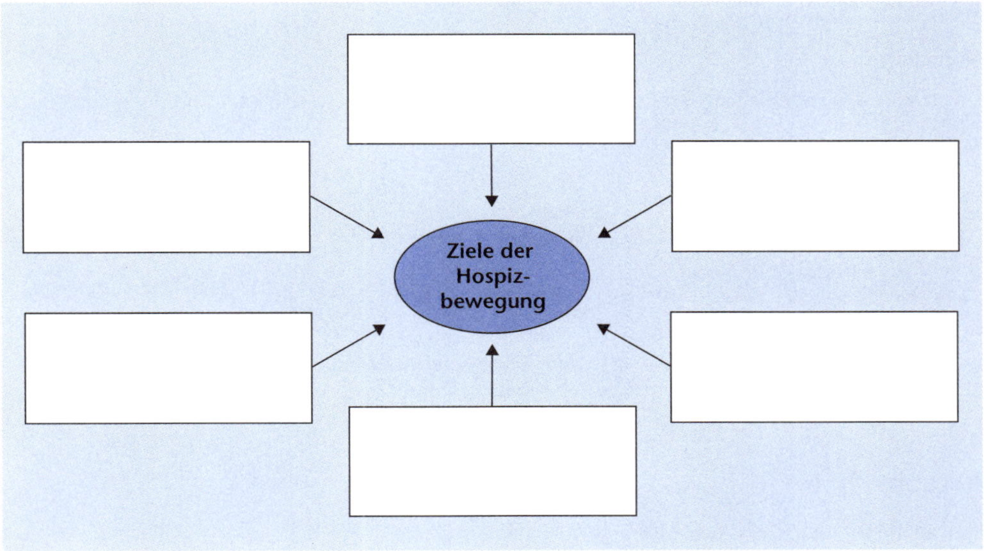

Abb. 10.1: Ziele der Hospizbewegung.

Aufgabe 10.3

➢ PH 10.3.2

Sterbebegleitung – Maßnahmen bei körperlichen Beschwerden

Bei sterbenden Patienten treten häufig komplexe Probleme auf: Zum Fortschreiten der Grunderkrankung gesellen sich oft Infektionen und Beeinträchtigungen verschiedener Organfunktionen. Was sind häufige (zusätzliche) Beschwerden, bei denen auch pflegerische Maßnahmen zur Linderung beitragen können?

Transfer: Wie können Sie den Patienten bei diesen Beschwerden mittels Anwendung von bestimmten Pflegemaßnahmen helfen?

➢ PH 10.5

Aufgabe 10.4

Sterbehilfe

Ordnen Sie den Begriffen auf der linken Seite die jeweils korrekte Beschreibung auf der rechten Seite zu.

Passive Sterbehilfe	Tötung von unheilbar Kranken als gezieltes und tätiges Herbeiführen des Todes
Indirekte Sterbehilfe	Therapieabbruch oder Therapieverzicht beim todkranken Patienten
Aktive Sterbehilfe	Gabe schmerzlindernder Mittel unter Inkaufnahme einer Lebensverkürzung

➢ PH 10.5

Aufgabe 10.5

Sterbehilfe – juristische Betrachtung

Welchen Tatbestand erfüllt die aktive Sterbehilfe und in welchem Gesetzbuch ist dieser Tatbestand zu finden?

____

Hilft diese eindeutige Rechtssprechung in der Praxis? Kennen Sie Beispiele aus Ihrem Berufsalltag, wo es zu ethischen Grenzsituationen im Zusammenhang mit sterbenden Patienten/Bewohner gekommen ist?

➢ PH 10.6

Aufgabe 10.6

Pflegende als Sterbebegleiter

Oft existieren Schwierigkeiten, die es den Pflegenden schwer machen, ihre Aufgabe als Sterbebegleiter richtig auszufüllen. Welche Schwierigkeiten können das sein?

____

____

____

____

Wenn Sie während Ihrer Praxiseinsätze schon einmal einen sterbenden Patienten auf einer Station begleitet/gesehen haben, reflektieren Sie, wie diese Situation von Ihnen und den Kolleginnen gehandhabt wurde. Ist es zur Zufriedenheit aller gelaufen? Wenn nein: warum nicht?

Aufgabe 10.7

➢ PH 10.7

Welche Veränderungen der Vitalzeichen weisen auf den nahenden Tod eines Patienten hin?

Aufgabe 10.8

➢ PH 10.7

Der **Todeszeitpunkt** wird heute mit dem definitiven Ausfall aller zerebralen Funktionen gleichgesetzt. Dieser irreversible Funktionsausfall des Gehirns, der Hirntod, ist auch das wissenschaftlich anerkannte Kriterium für den Tod des Menschen. Man unterscheidet aber noch weitere Zustände, bei denen im klinischen Alltag von „Tod" gesprochen wird. Erläutern Sie diese Zustände.

Klinischer Tod

Dissoziierter Hirntod

Biologischer Tod

Pflegeprozess

➢ PH 11.1

Aufgabe 11.1

Modelle des Pflegeprozesses

Die Beschreibung von *Fiechter und Meier* hat im deutschsprachigen Raum große Beachtung erlangt und wird in vielen Einrichtungen als Richtlinie für die Ausgestaltung des Pflegeprozesses und der Pflegedokumentation zugrunde gelegt. Tragen Sie die sechs Schritte des Pflegeprozesses in die Abbildung ein.

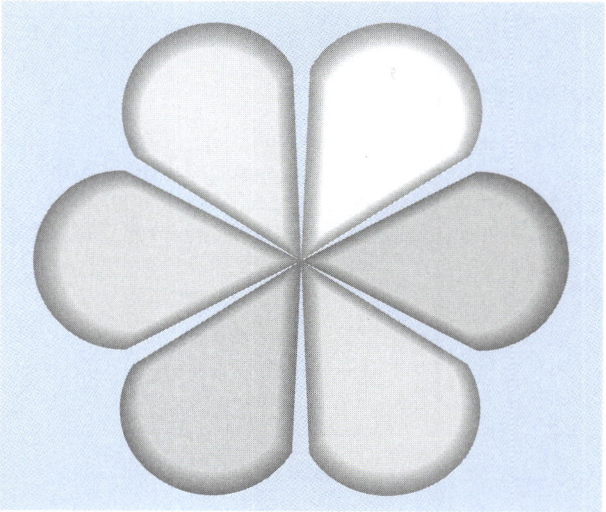

Abb. 11.1: Pflegeprozess nach Fiechter und Meier.

➢ PH 11.2

Aufgabe 11.2

Informationssammlung

Welche Informationsquellen können Sie als Pflegende für die Informationssammlung nutzen?

___

___

___

___

___

Transfer: Stellen Sie eine Checkliste zusammen, anhand derer Sie die Informationssammlung während Ihres nächsten Praxiseinsatzes durchführen können.

Aufgabe 11.3

➢ PH 11.3

Pflegeprobleme

Man unterscheidet generelle von individuellen Pflegeproblemen. Wo liegt der Unterschied?

Generelle Pflegeprobleme	Individuelle Pflegeprobleme

Nennen Sie Beispiele für beide Arten.

Aufgabe 11.4

➢ PH 11.3

Was ist die **NANDA**?

N ______________________________

A ______________________________

N ______________________________

D ______________________________

A ______________________________

Warum ist das System der NANDA nicht 1 : 1 auf das deutsche Gesundheitssystem übertragbar?

Aufgabe 11.5

➢ PH 11.5

Pflegeziele

Welchen Kriterien muss ein Pflegeziel genügen (wie sollte ein Pflegeziel formuliert werden)?

____

____

____

____

➢ PH 11.7

Aufgabe 11.6

Auswertung

Zur Auswertung *(Evaluation)* der durchgeführten Pflegemaßnahmen gehört die *Überprüfung,* inwieweit die erwarteten Ergebnisse (Zielerreichung) eingetreten sind. Welche Fragen kann sich eine Pflegekraft stellen, um eine effektive Evaluation durchführen zu können?

➢ PH 11.10

Aufgabe 11.7

Pflegedokumentation

Nennen Sie fünf Ziele der Pflegedokumentation.

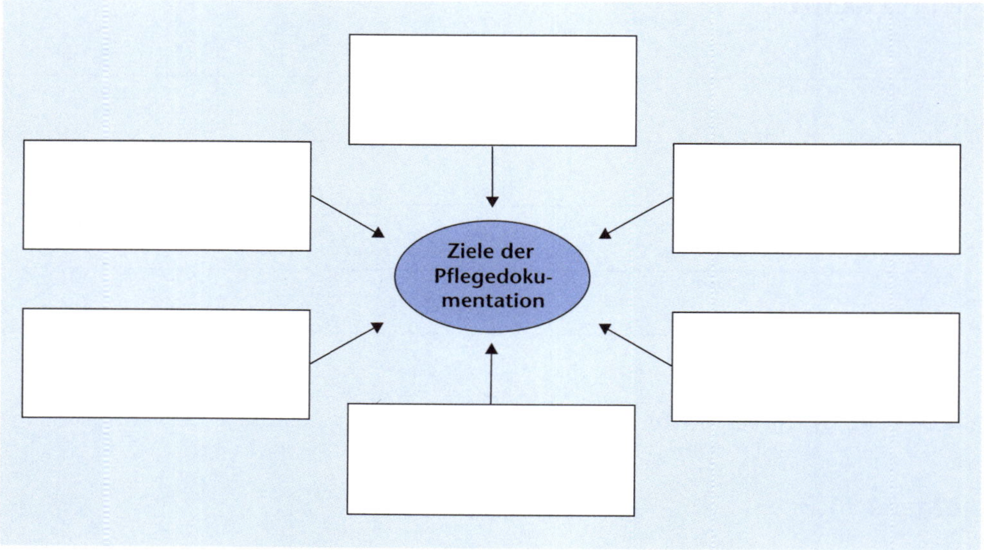

Abb. 11.2: Ziele der Pflegedokumentation.

Aufgabe 11.8

➢ PH 11.10

Dokumentationssystem

Welche Elemente enthält ein Dokumentationssystem? Nennen Sie die Elemente, die auf jeder Station gleich sind.

____

____

____

____

Eventuell haben Sie bereits EDV-Systeme kennen gelernt, in denen die komplette Dokumentation abgewickelt wird. Finden Sie Ihre soeben genannten Elemente auch im EDV-System wieder? Was sind Vor- und Nachteile einer EDV-gestützten Dokumentation?

Beobachten, Beurteilen und Intervenieren

➢ PH 12.1.1

Aufgabe 12.1

Beobachten, Beurteilen und Intervenieren sind pflegerische Kerntätigkeiten. Erläutern Sie den Unterschied zwischen **Beobachten** und **Wahrnehmen.**

Beobachten	Wahrnehmen

➢ PH 12.1.1

Aufgabe 12.2

Beobachtungsbereiche

Die Beobachtung in der Pflege umfasst viele Bereiche, Funktionen und Aktivitäten des Menschen (nicht nur seinen Gesundheitszustand). Tragen Sie diese in die Kreisgrafik ein.

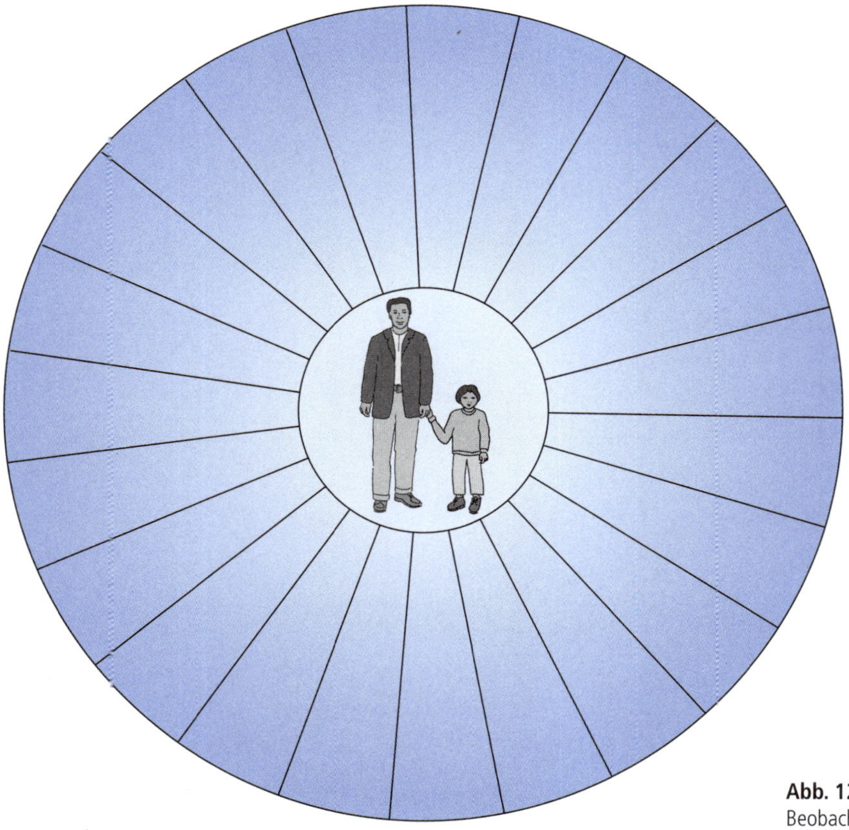

Abb. 12.1: Beobachtungsbereiche

Aufgabe 12.3

➢ PH 12.3.2.1

Beobachtung des Blutdrucks – Begriffe

Erläutern Sie die Begriffe, die im Zusammenhang mit der Beobachtung des Blutdrucks von Bedeutung sind.

Blutdruck	
Systolischer Blutdruck	
Diastolischer Blutdruck	
Mitteldruck	
Blutdruckamplitude	

➢ PH 12.5.1.3

Aufgabe 12.4

Beobachtung der Haut – Veränderungen

In der Tabelle sehen Sie Veränderungen der Hautfarbe, die sowohl physiologische als auch pathologische Ursachen haben können. Nennen Sie jeweils zwei.

Veränderung	Physiologische Ursachen	Pathologische Ursachen
Rötung		
Blässe		
Ikterus		
Zyanose		

➢ PH 12.6.3.2

Aufgabe 12.5

Körpergewicht – BMI

Wofür steht die Abkürzung BMI und wie lautet die dazugehörige Formel?

BMI ______________________________

Formel ______________________________

Kennen Sie auch den Normbereich? ______________________________

➢ PH 12.8.5.5

Aufgabe 12.6

Sturzprophylaxe

Mit welchen Merkmalen sind Patienten besonders sturzgefährdet (Risikofaktoren)?

____

____

____

____

____

Kennen Sie den „Expertenstandard Sturzprophylaxe"? Wird dieser in „Ihrer" Pflegeeinrichtung genutzt?

Aufgabe 12.7

➢ PH 12.10.2

Schlafbeobachtung

Welche Kriterien sollten Pflegende beobachten, um den Schlaf eines Menschen zu beurteilen?

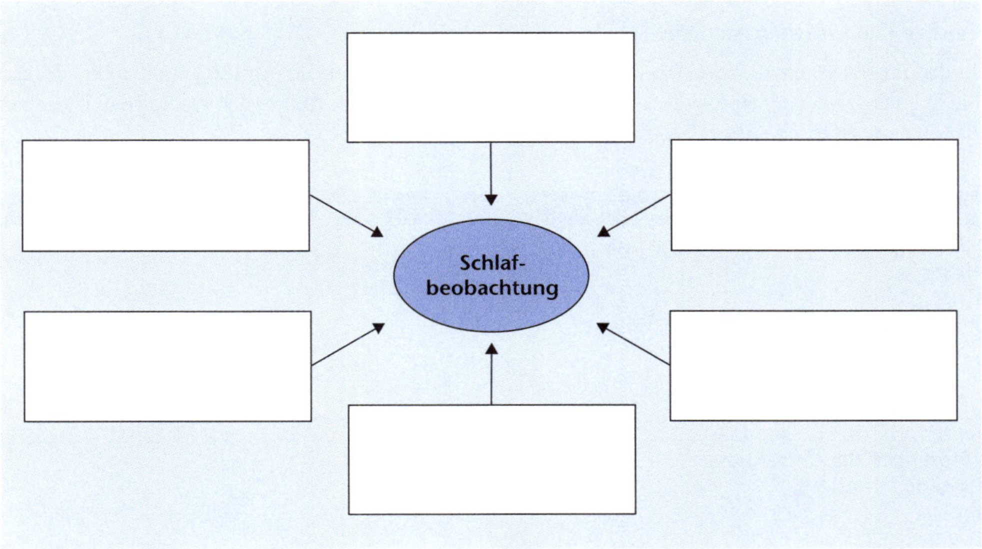

Abb. 12.2: Schlafbeobachtung.

Aufgabe 12.8

➢ PH 12.11.3.3

Bewusstseinsstörungen

Ordnen Sie den Begriffen auf der linken Seite die korrekte Definition auf der rechten Seite zu.

Quantitative Bewusstseinsstörungen	Bewusstseinsstörungen mit komplexem Symptombild aus Desorientiertheit, Denkstörungen und Gedächtnisstörungen.
Qualitative Bewusstseinsstörungen	Bewusstseinsstörung, bei der *alle* Fähigkeiten des Bewusstseins gleichzeitig gestört sind.
Verwirrtheit	Bewusstseinsstörung, bei der jeweils *einzelne* Fähigkeiten des Bewusstseins, z. B. die Orientierungsfähigkeit, betroffen sind.

Sofortmaßnahmen in der Pflege

➢ PH 13.1

Aufgabe 13.1

Zeichen und Ursachen von Notfällen

In der Tabelle sehen Sie Bereiche, die bei einem Notfall beim Menschen gestört sein können. Tragen Sie in Spalte zwei ein, wie Sie diese Störung erkennen und in Spalte drei, welche möglichen Ursachen der Störung zugrunde liegen.

	Typische Zeichen	Typische Ursachen
Störungen des Bewusstseins		
Störungen der Herzaktion und des Kreislaufs		
Störungen der Atmung		

➢ PH 13.4.2

Aufgabe 13.2

Herz(druck)massage

Sobald feststeht, dass ein Patient oder ein Unfallopfer bewusstlos ist und nicht ausreichend atmet, beginnen die Ersthelfer mit der Herzdruckmassage (Thoraxkompression). Erläutern Sie das Vorgehen, wenn Sie allein sind und das Vorgehen zu zweit (Achtung: Sie befinden sich nicht im Krankenhaus).

Ein-Helfer-Methode

____

____

Zwei-Helfer-Methode

____

____

Aufgabe 13.3

➢ PH 13.5

Schock

Welche Schockformen kennen Sie?

Kennen Sie auch mögliche Ursachen für die genannten Schockformen?
Wie ist Ihre erste Reaktion bei Patienten, mit der jeweiligen Schockform?

Aufgabe 13.4

➢ PH 13.8.1

Verbrennungen

Je tiefer ein Verbrennungsdefekt reicht, desto größer sind die zu erwartenden Wasserverluste und toxinvermittelten Allgemeinschäden. Man unterscheidet drei (in manchen Fällen auch vier) Schweregrade. Erläutern Sie diese drei (vier) Schweregrade (was ist betroffen/zerstört?).

1. Grad	
2. Grad	
3. Grad	
4. Grad	

Aufgabe 13.5

➢ PH 13.5.2

Volumenmangelschock

Woran erkennt man eine Kreislaufzentralisation?

> PH 13.5.2

Aufgabe 13.6

Volumenmangelschock – Erstmaßnahmen

Welche Erstmaßnahmen führen Sie bei einem Patienten mit einem Volumenmangelschock durch bzw. welche Maßnahmen leiten Sie ein?

> PH 13.11

Aufgabe 13.7

Krampfanfälle

Tragen Sie in die Tabelle die Symptome und die Erstmaßnahmen ein, die sich auf einen Patienten mit einem hirnbedingten Krampfanfall beziehen.

Symptome	Maßnahmen

> PH 13.13

Aufgabe 13.8

Nadelstichverletzungen

Welche simplen Vorbeugungsmaßnahmen tragen dazu bei, Nadelstichverletzungen zu vermeiden?

Der Weg zur Diagnose und die Mithilfe der Pflegenden bei der Diagnosefindung

Aufgabe 14.1

➢ PH 14.2

Ärztliche Anamnese

Bei der ärztlichen Anamnese wird sowohl die Eigen- als auch die Fremdanamnese genutzt. Nennen Sie die einzelnen Elemente der Eigenanamnese und tragen Sie ein, wann eine Fremdanamnese durchgeführt wird.

Eigenanamnese	Fremdanamnese

Kennen Sie in diesem Zusammenhang den Unterschied zwischen der ärztlichen und der pflegerischen Anamnese?

Aufgabe 14.2

➢ PH 14.3

Körperliche Untersuchung

Übersetzen Sie die Fachbegriffe

- Inspektion ______________________________
- Palpation ______________________________
- Perkussion ______________________________
- Auskultation ______________________________

➢ PH 14.3

Aufgabe 14.3

Untersuchung von Kindern

Welche Grundsätze sind bei der Untersuchung von Kindern zu beachten? Hier können Pflegekräfte aktiv mitwirken!

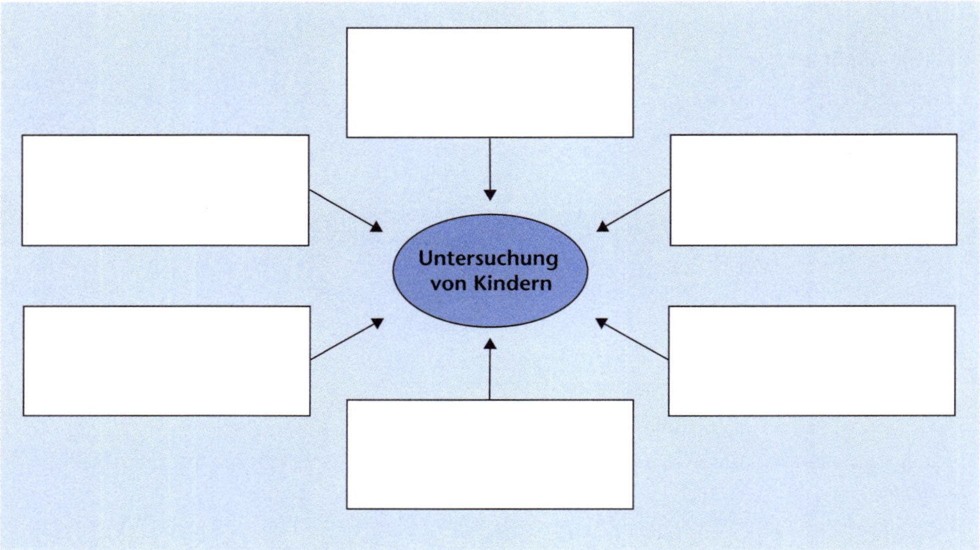

Abb. 14.1: Untersuchung von Kindern.

➢ PH 14.5

Aufgabe 14.4

Labordiagnostik

Erläutern Sie die unten angegebenen drei Regeln, um aussagekräftige Labordaten zu erhalten (was ist zu beachten?).

Vorbereitung	Transport	Identifikation

Aufgabe 14.5

➤ PH 14.5.1

Strukturlegeplan kapillare Blutentnahme

Bringen Sie den abgebildeten Strukturlegeplan in eine sinnvolle (= fachlich korrekte) Reihenfolge und erläutern/begründen Sie die einzelnen Schritte. Ergänzen Sie auch fehlende Schritte.

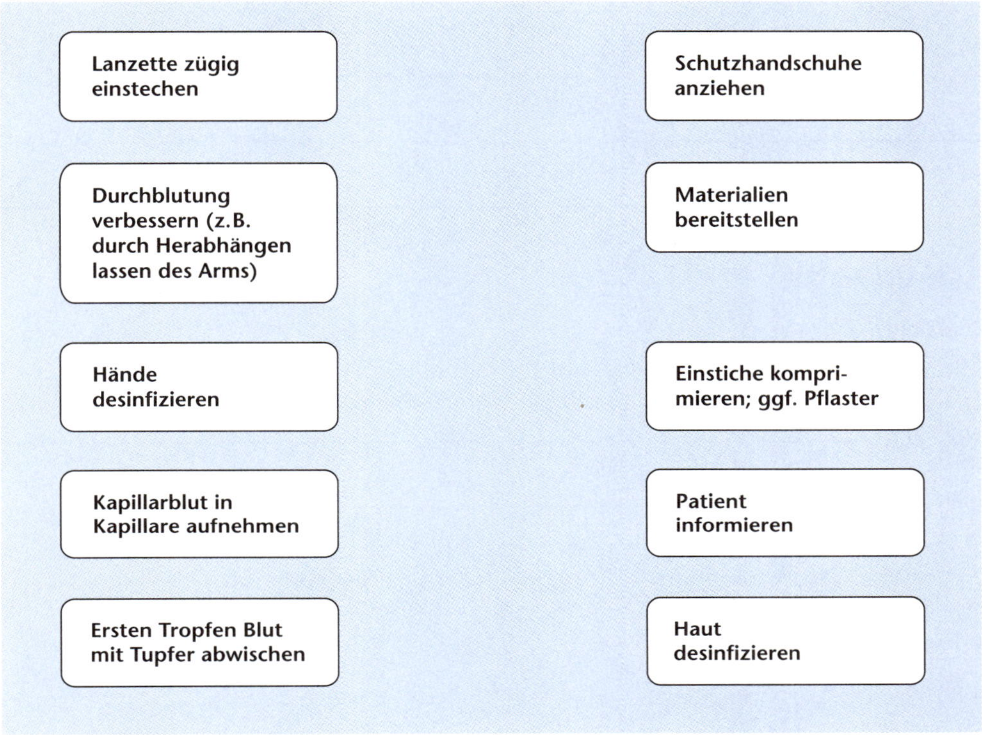

Abb. 14.2: Strukturlegeplan kapillare Blutentnahme.

Aufgabe 14.6

➤ PH 14.5.4

Blutuntersuchungen

Die gebräuchlichsten Blutuntersuchungen lassen sich in drei Gruppen einteilen. Tragen Sie Beispiele für die zu untersuchenden Parameter in die Tabelle ein.

Klinisch-chemische Diagnostik	Hämatologische Diagnostik	Serologisch-immunologische Diagnostik

Kennen Sie auch die Normwerte der Parameter, die Sie genannt haben?

➢ PH 14.6.3

Aufgabe 14.7

Röntgenverfahren

Was ist aus pflegerischer Sicht bei (vor, während, nach) einer Röntgenuntersuchung zu beachten, die mit Kontrastmittel durchgeführt wird?

____

____

____

____

➢ PH 14.8.1

Aufgabe 14.8

Punktionen und Biopsien

Übersetzen Sie die beiden Fachbegriffe.

Punktion = ____

Biopsie = ____

Aufgabe 14.9

➤ PH 14.8.1

Punktionen und Biopsien

In der Abbildung sehen Sie Orte, an denen Punktionen und Biopsien durchgeführt werden können. Schreiben Sie die jeweilige Untersuchungsform in die Zeichnung.

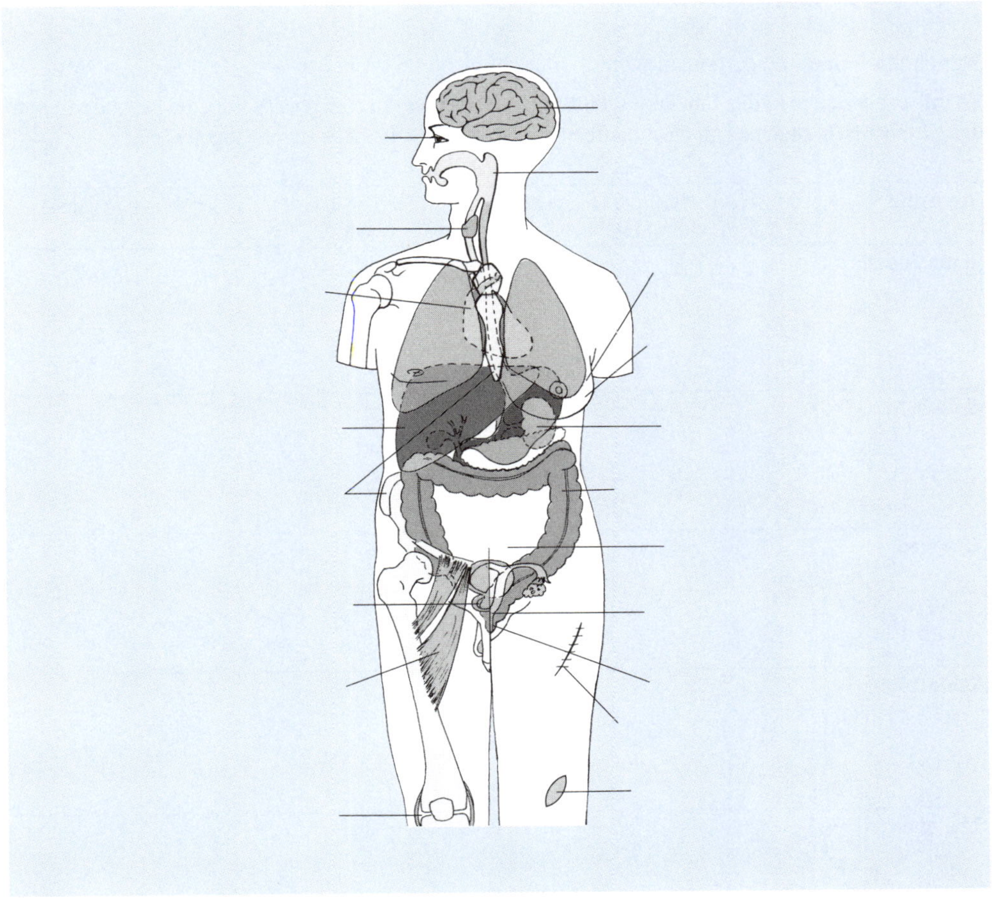

Abb. 14.3: Punktionen und Biopsien. [A400-215]

Heilmethoden und Aufgaben der Pflegenden bei der Therapie

➢ PH 15.2

Aufgabe 15.1

Arzneimittel- und Applikationsformen

Erläutern Sie zu den in der Tabelle aufgeführten Arzneimittelformen jeweils kurz die Besonderheiten/den physikalisch-chemischen Grundaufbau. Ein Beispiel ist als Hilfe schon eingetragen.

Aerosole	„Schweben" fester oder flüssiger (Wirkstoff-) Teilchen in einem Gas. Verabreichung: pulmonal, z. B. in Form von Dosieraerosolen oder Pulverinhalaten.
Emulsionen	
Salben	
Dragees	
Tabletten	
Zäpfchen	
Lösungen	
Kapseln	

Aufgabe 15.2

➢ PH 15.2

Injektionen

Beschriften Sie die abgebildeten Injektionsformen mit der jeweils korrekten deutschen und lateinischen Bezeichnung. „Nebenbei" können Sie hier den anatomischen Aufbau der Haut wiederholen.

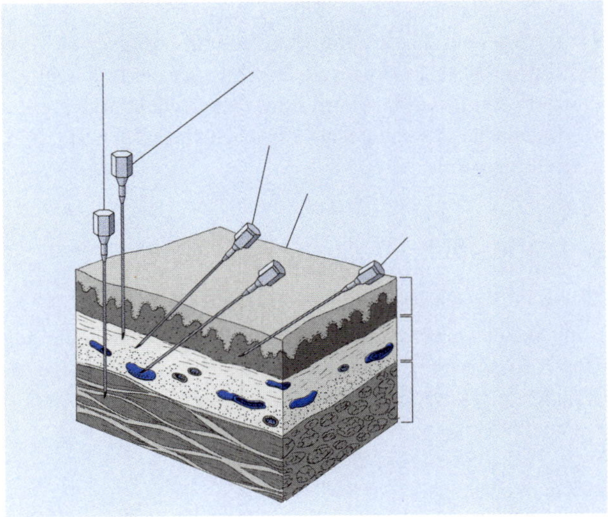

Abb. 15.1: Injektionsorte.

Aufgabe 15.3

➢ PH 15.4.2

Vorbereiten einer Infusion

Die Vorbereitung einer Infusion ist pflegerische Aufgabe. Geben Sie stichpunktartig wieder, was Sie bei der Vorbereitung einer Infusion beachten/wie Sie vorgehen.
Zunächst müssen die Materialien bereitgelegt werden. Welche?

____

____

____

____

____

____

Aufgabe 15.4

➢ PH 15.4.2

Richten einer Infusion

Dann folgt das Richten der Infusion. Bringen Sie die Handlungskette in eine sinnvolle, fachlich korrekte Reihenfolge. Begründen Sie Ihre Handlungsschritte.
Tipp: Schreiben Sie die durchnummerierte Lösung mit Bleistift neben die Aufgabe oder auf ein separates Blatt, so lassen sich Korrekturen besser einfügen.

- Belüftungsventil öffnen. Bei Plastikflaschen kann, bei Glasflaschen muss der Belüftungsfilter geöffnet werden

- Arbeitsfläche desinfizieren und hygienische Händedesinfektion durchführen
- Durchflussregler langsam öffnen, Infusionsleitung blasenfrei füllen und Durchflussregler wieder schließen
- Verschlussabdeckung der Infusionsflasche entfernen und Einstichstelle desinfizieren (Einwirkzeit beachten). Gummistopfen von Plastikflaschen müssen nicht desinfiziert werden
- Dorn der Infusionsleitung in die *stehende* Flasche bzw. den schräg gehaltenen Beutel stechen
- Infusionsflasche/-beutel aufhängen
- Tropfkammer durch Komprimieren und Loslassen zu ⅔ (bis zur Markierung) füllen
- Infusionsbesteck auspacken, Durchflussregler und Belüftungsventil/Bakterienfilter schließen. Bei nicht geschlossenem Ventil kann dieses feucht und damit unbrauchbar werden
- Infusionsflasche/-beutel auf Unversehrtheit, Verfallsdatum, Trübung, Kristallisierung oder Ausflockung kontrollieren

➢ PH 15.4.4

Aufgabe 15.5

Strukturlegeplan „Assistenz beim Legen eines ZVK“

Bringen Sie die Handlungsschritte in eine sinnvolle Reihenfolge und begründen Sie Ihre Schritte. Tipp: Schreiben Sie die Begriffe auf Karten und arbeiten Sie mit einer Pinnwand/wie mit einer Collage, so lassen sich Korrekturen leichter einfügen.

- Patienten lagern
- Assistenz beim Legen des Katheters
- Patienten informieren
- Punktionsstelle verbinden
- Haut im Bereich der Punktionsstelle rasieren
- Störende Bekleidung des Patienten entfernen
- Anmeldung/Vorbereitung Röntgenkontrolle
- Beruhigend auf den Patienten einwirken/ablenken
- Material vorbereiten

➢ PH 15.4.4

Aufgabe 15.6

Benutzen Sie hierzu die Lösung aus der Aufgabe 15.5
Erläutern Sie einem Mitschüler die einzelnen Handlungsschritte, begründen und konkretisieren Sie diese. Ein Beispiel ist als Hilfe vorgegeben.

Handlungs-schritt	Begründung
Patienten informieren	Dieser Schritt muss zu Beginn durchgeführt werden, da seitens des Patienten große Angst und Unsicherheit bestehen können. Die Pflegeperson kann so im Vorfeld auf Fragen antworten und ggf. auch noch ein weiteres Informationsgespräch mit dem Arzt organisieren.

Fortsetzung siehe nächste Seite

Fortsetzung

Handlungs-schritt	Begründung

Aufgabe 15.7

➢ PH 15.4.5

Infusionsgeschwindigkeit

Sie erhalten vom Arzt oder von der anleitenden Kollegin den Auftrag, die Tropfgeschwindigkeit einer Infusion zu errechnen. Die Infusion mit einem Inhalt von 500 ml soll in 12 Stunden durchlaufen.

a) Wie lautet die Rechenformel für die Errechnung der Infusionsgeschwindigkeit?

___

___

___

b) Auf wie viel Tropfen pro Minute stellen Sie die Infusion ein?

➢ PH 15.6.7

Aufgabe 15.8

Schmerztherapie

Neben der medikamentösen Schmerztherapie gibt es weitere Verfahren, die Sie in der Tabelle kurz beschreiben sollen.

Therapieform	Kurzbeschreibung
Akupunktur	
Phytotherapie	
Körperliches Training	
Elektrotherapie	
Psychotherapeutische Verfahren	
Chirurgische Therapie	

Pflege von Menschen mit Herzerkrankungen

Aufgabe 16.1

➢ PH 16.1.3

Zentraler Venendruck (ZVD)

Definieren/erläutern Sie den Begriff „ZVD“

___

___

___

Aufgabe 16.2

➢ PH 16.1.3

Welches Material richten Sie zur Vorbereitung einer ZVD-Messung?

- ___
- ___
- ___
- ___
- ___
- ___
- ___
- ___
- ___

➢ PH 16.1.4

Aufgabe 16.3

Pflege bei Herzoperationen

Welche Aufgaben übernehmen Sie im Rahmen der präoperativen Pflege eines Patienten, bei dem eine Herzoperation durchgeführt werden soll?

➢ PH 16.3.6

Aufgabe 16.4

Herzkatheterdiagnostik

Zeichnen Sie in die Abbildung den Verlauf eines Katheters bei einer Rechts- bzw. Linksherzkatheteruntersuchung ein.

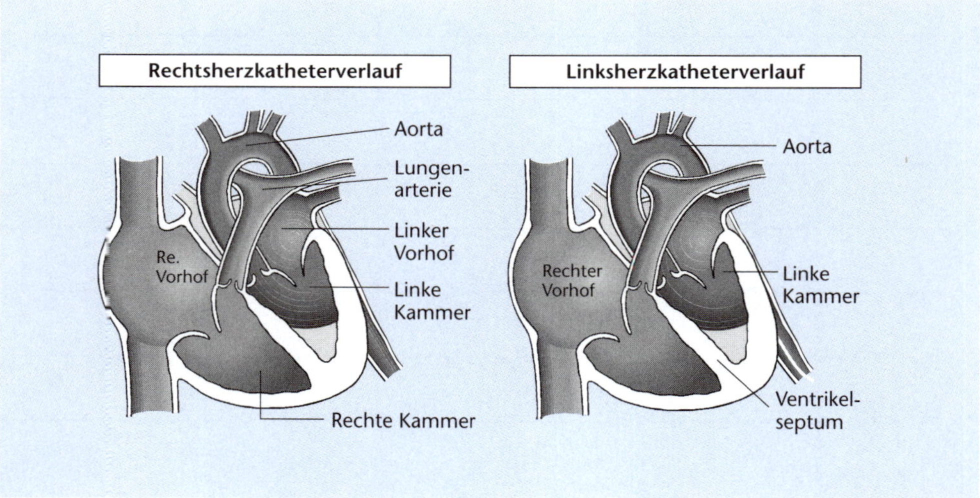

Abb. 16.1: Katheterverlauf.

Aufgabe 16.5

➢ PH 16.5.1

Pharma-Info Nitrate

Besonders bei der koronaren Herzkrankheit werden häufig Nitrate eingesetzt. Welche Hauptwirkmechanismen macht man sich dabei zu Nutze?

Aufgabe 16.6

➢ PH 16.5.1

Pflege bei KHK

Die Prävention/Gesundheitsberatung ist eine der zahlreichen pflegerischen Aufgaben im Umgang mit KHK-Patienten. Welche Bereiche/Beratungsaspekte sprechen Sie im pflegerischen Verlauf bei einem KHK-Patienten an?

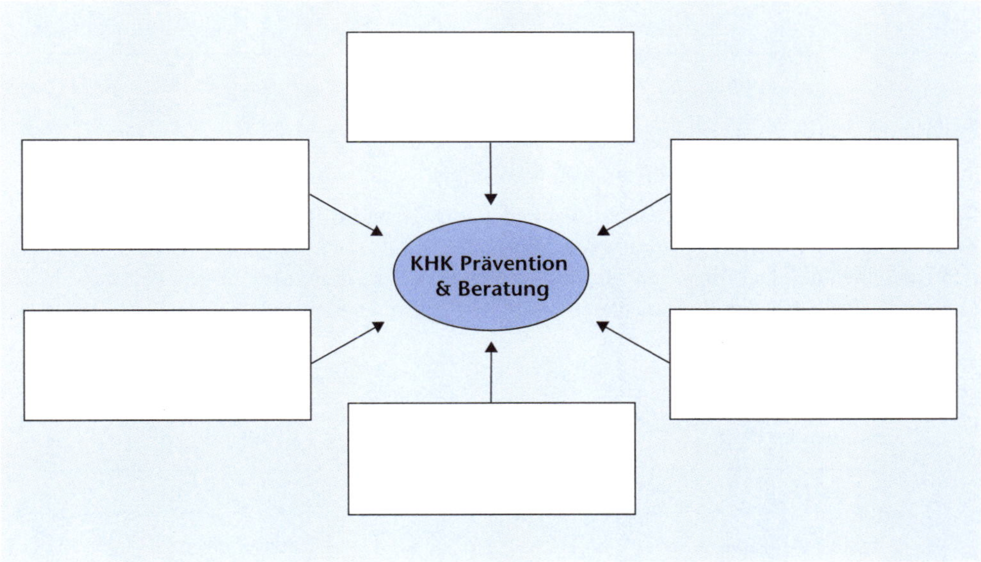

Abb. 16.2: KHK – Prävention und Gesundheitsberatung.

Rollenspiel
Üben Sie mit einem Mitschüler die zuvor gefestigten Kriterien ein: Sie sind die Pflegekraft auf einer kardiologischen Station und sollen Ihren Mitschüler, der die Rolle des Patienten einnimmt, hinsichtlich der genannten Aspekte beraten.
Um den Schwierigkeitsgrad zu erhöhen, kann Ihr Mitschüler einen Patienten darstellen, dessen Compliance (☞ *Pflege Heute* 5.4) eher gering ist.
Was bedeutet eigentlich in diesem Zusammenhang der Begriff „Compliance“?

➢ PH 16.6

Aufgabe 16.7

Pflege bei Herzinsuffizienz

Erläutern Sie die Schweregradeinteilung einer Herzinsuffizienz, so wie sie von der NYHA herausgegeben wurde.

Grad	Beschreibung
I	
II	
III	
IV	

Ach ja: Wofür steht die Abkürzung „NYHA“?

➢ PH 16.8.1

Aufgabe 16.8

Strukturlegeplan zum Thema „Bakterielle Endokarditis“

Die Krankheitsentstehung einer bakteriellen Endokarditis folgt i. d. R. einem schematischen Ablauf. Zeichnen Sie sich die unten genannten Begriffe auf jeweils eine Karte und versuchen Sie, diese in eine richtige Reihenfolge zu bringen. Sie können die Karten in der Schule auch an eine Pinnwand heften und mit Beziehungspfeilen/Kommentaren versehen. Ergänzen Sie fehlende Karten.

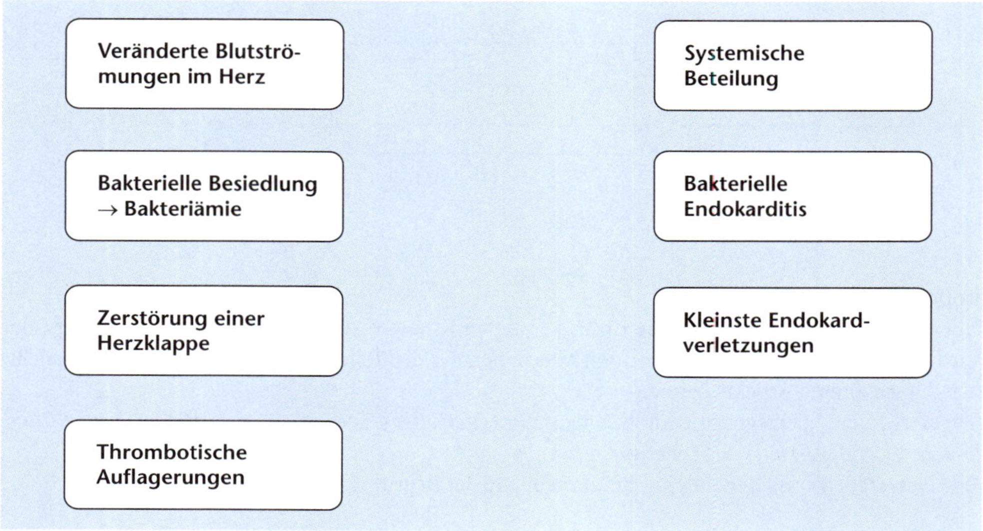

Abb. 16.3: Strukturlegeplan Endokarditis.

Transfer

Erläutern Sie diesen Strukturlegeplan (mit Begründung) einem Mitschüler.

Aufgabe 16.9

➢ PH 16.8

Ordnen Sie den genannten Krankheitsbildern die korrekte Definition zu.

A Endokarditis	1 Entzündung des Herzbeutels. Ist keine Ursache feststellbar, meist gute Prognose, sonst ursachenabhängig.
B Perikarditis	2 Akute oder chronische Entzündung der Muskelschicht des Herzens. Meist gute Prognose.
C Myokarditis	3 Entzündung der Herzinnenhaut mit drohender Zerstörung der Herzklappen. Letalität ca. 20%, Folgeschäden möglich.

Aufgabe 16.10

➢ PH 16.8, 12.4.4.2

Patienten mit einer entzündlichen Herzerkrankung haben in vielen Fällen eine erhöhte Körpertemperatur bzw. Fieber.
Welche allgemeinpflegerischen Maßnahmen, unabhängig vom speziellen Krankheitsbild der Endokarditis, führen Sie bei einem Patienten mit länger andauerndem Fieber durch?

Pflege von Menschen mit Kreislauf- und Gefäßerkrankungen

➢ PH 17.1.2

Aufgabe 17.1 (☞ *Pflege Heute* 17.1.2)

Erläutern Sie die „**S-L-Faustregel für Venenkranke**"

S ______________________________

L ______________________________

➢ PH 17.2.1

Aufgabe 17.2

Akute Beinschmerzen

Im Fall eines Arterienverschlusses am Bein hat der Patient starke Schmerzen in der betroffenen Extremität. Das Bein ist blass und kalt, die Fußpulse sind nicht mehr tastbar.
Welche Maßnahmen führen Sie sofort durch bzw. welche vorbereitenden Maßnahmen leiten Sie ein? Tragen Sie Ihre Pflegemaßnahmen in die Abbildung ein.

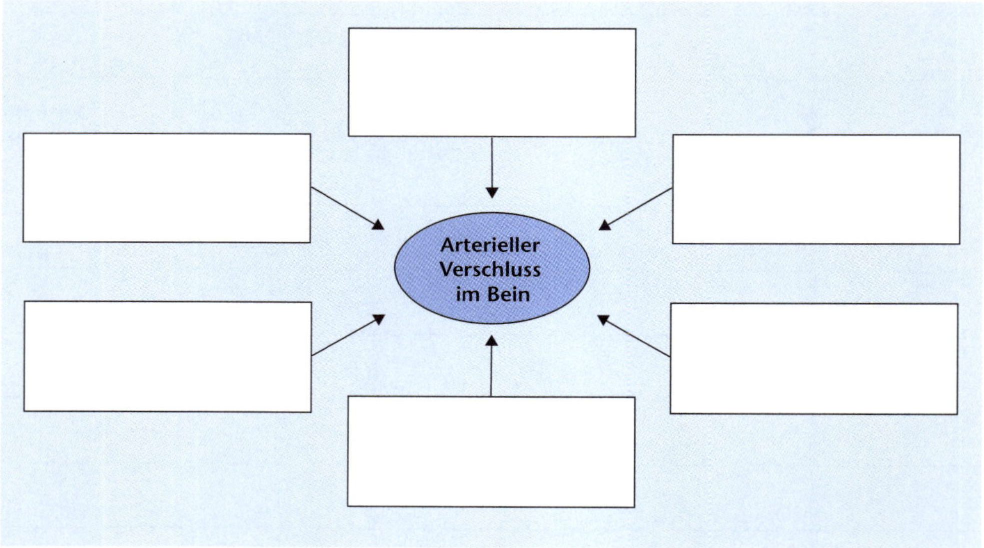

Abb. 17.1: Arterienverschluss

Aufgabe 17.3

➢ PH 17.4.1

Pflege von Patienten mit Hypertonie

Die meisten Patienten mit primärer Hypertonie haben überhaupt keine Beschwerden; die Blutdruckerhöhung wird oft zufällig diagnostiziert. Dennoch ist der Begriff der „multifaktoriellen Genese“ der Hypertonie bekannt.
Tragen Sie in die Tabelle die ungünstigen/schädigenden Mechanismen/Vorgänge ein. Die Leerzeilen ohne Kriterien sind für die an Ihrer Schule genannten Aspekte gedacht.

Ernährung	
Lebensstil	
Genetische Faktoren	

➢ PH 17.4.2

Aufgabe 17.4

Hypertensiver Notfall

Als hypertensiver Notfall wird eine Blutdruckentgleisung bezeichnet, die von Symptomen wie Kopfschmerzen, Sehstörungen, Angina pectoris oder Luftnot begleitet ist. Eine umgehende stationäre Behandlung ist notwendig. Es drohen v. a. Hirnblutungen, zerebrale Krampfanfälle und eine akute Linksherzinsuffizienz.
Entwickeln Sie anhand der durcheinander gewürfelten Strukturlegekarten eine sinnvolle Handlungskette und begründen Sie Ihre Auswahl. Ergänzen Sie fehlende Schritte/Karten des Plans.

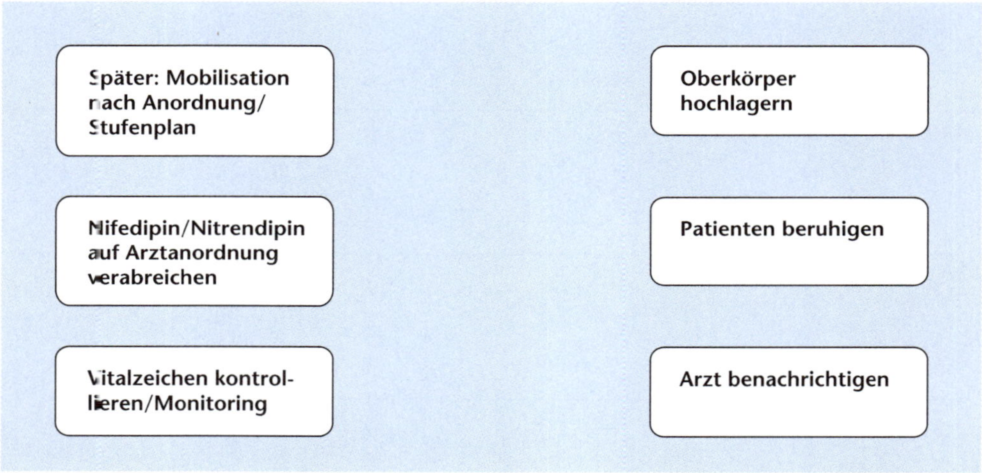

Abb. 17.2: Strukturlegeplan hypertensiver Notfall.

➢ PH 17.5.1

Aufgabe 17.5

Arteriosklerose

Definieren/Erläutern Sie den Begriff „Arteriosklerose“.

___

___

___

Aufgabe 17.6

➢ PH 17.5.1

Arteriosklerose

Nennen Sie die bevorzugten Lokalisationsorte der Arteriosklerose und tragen Sie diese in die Zeichnung ein.

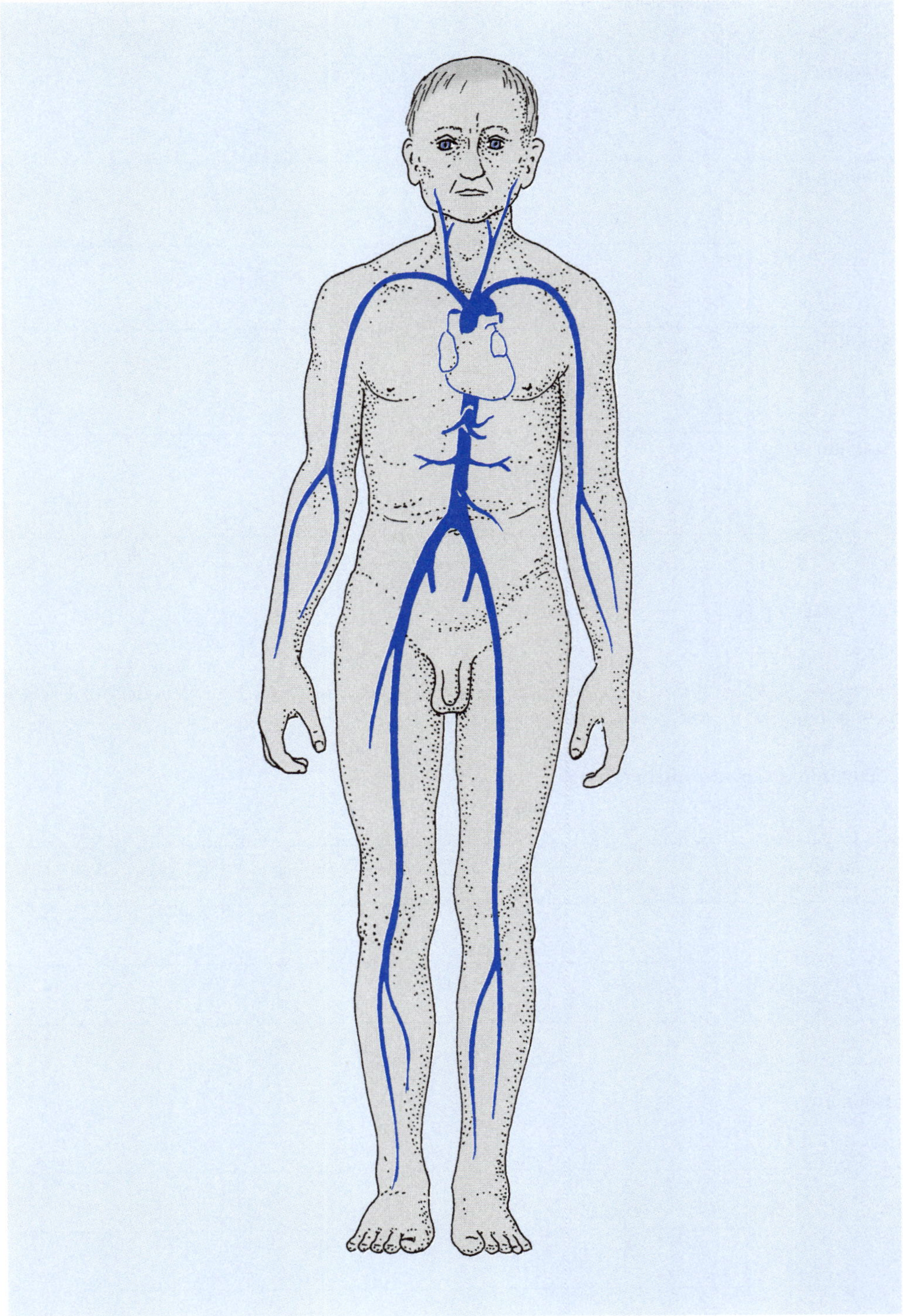

Abb. 17.3: Bevorzugte Lokalisation der Arteriosklerose. [A400-190]

➢ PH 17.5.2

Aufgabe 17.7

pAVK

Bei der peripheren arteriellen Verschlusskrankheit, die sich hauptsächlich in den Beinen manifestiert, wird die *Stadieneinteilung nach Fontaine* zur Aussage über den Schweregrad der Erkrankung benutzt.
Können Sie die einzelnen Stadien erläutern?

Stadium I	
Stadium II	II a:
	II b:
Stadium III	
Stadium IV	

➢ PH 17.5.2

Aufgabe 17.8

Pflege bei pAVK

Treffen Sie Aussagen hinsichtlich des pflegerischen Umgangs mit pAVK-Patienten, die i. d. R. allgemein gelten. Die Oberkategorien sind bereits aufgeführt.

Prävention & Gesundheitsberatung

Ernährung

Bewegung

Lagerung

Pflege von Menschen mit Lungenerkrankungen

➢ PH 18.2.1

Aufgabe 18.1

Dyspnoe

Wie würden Sie den Begriff Dyspnoe übersetzen?

____

➢ PH 18.2.1

Aufgabe 18.2

Dyspnoe – Erstmaßnahmen

Sie betreten ein Patientenzimmer und sehen einen Patienten, der unter massiver Atmenot leidet. Was sind Ihre Erstmaßnahmen?

____

____

____

____

____

____

➢ PH 18.2.6

Aufgabe 18.3

Pathologische Atemintensität

Erläutern Sie die beiden Fachbegriffe. Gehen Sie dabei auch auf Parameter der Blutgasanalyse ein.

Hyperventilation	
Hypoventilation	

Aufgabe 18.4

➢ PH 18.4.5

Tuberkulose

Nennen Sie wichtige Hygienemaßnahmen, die Sie bei einem Patienten mit einer offenen Lungentuberkulose einhalten/beachten/durchführen müssen.

____

____

____

____

____

____

Aufgabe 18.5

➢ PH 18.6

Asthma bronchiale – Prävention und Gesundheitsberatung

In der Therapie von Patienten mit Asthma bronchiale haben sich mittlerweile Schulungsprogramme etabliert, die der Prävention und Gesundheitsberatung dienen. Was sollten Inhalte einer Asthma-Schulung sein?

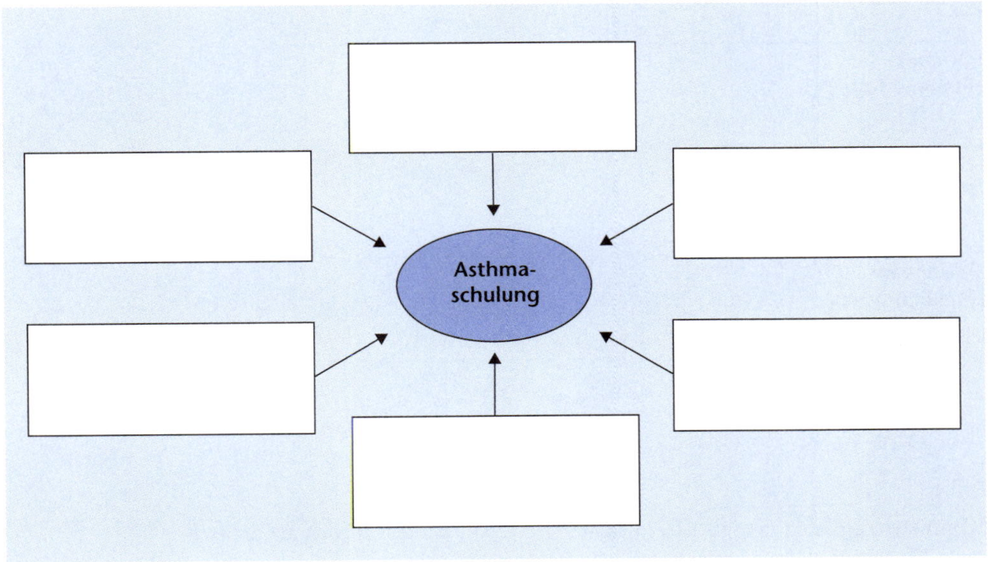

Abb. 18.1: Asthmaschulung.

Aufgabe 18.6

➢ PH 18.6

Dosieraerosol – Anleitungskette

Sie sollen einem Patienten die richtige Reihenfolge für die Benutzung eines Dosieraerosols (ohne Spacer) erläutern. Bringen Sie die aufgeführten Schritte in die richtige Reihenfolge.

- Mundstück in den Mund führen (Arzneimittelbehälter zeigt nach oben) und mit den Lippen fest umschließen

- Langsam (über die Nase) wieder ausatmen
- Aerosolbehälter schütteln
- Tief ausatmen
- Während langsamer, tiefer Einatmung Druck auf den Kanister ausüben (Arzneimittel wird freigesetzt)
- Schutzkappe abnehmen
- Ca. fünf Sekunden Luft anhalten

Können Sie die einzelnen Schritte/die Reihenfolge auch begründen?

➢ PH 18.9

Aufgabe 18.7

Pneumothorax

Was ist ein Pneumothorax? Was passiert hier physikalisch?

____

____

____

Können Sie auch die einzelnen Formen unterscheiden/erläutern?

Spontanpneumothorax	
Offener Pneumothorax	
Geschlossener Pneumothorax	
Iatrogener Pneumothorax	

➢ PH 18.13

Aufgabe 18.8

ARDS

Wofür steht die Abkürzung ARDS? Erläutern Sie den Fachbegriff auch auf deutsch.

A ______________________________________

R ______________________________________

D ______________________________________

S ______________________________________

Kennen Sie auch Ursachen für diesen Krankheitskomplex?

Pflege von Menschen mit Erkrankungen des Magen-Darm-Traktes

Aufgabe 19.1

➢ PH 19.1.5

Orthograde Darmspülung

Bei der orthograden Darmspülung werden dem Patienten am Vortag einer Untersuchung oder Operation 4 – 6 l einer speziellen Spüllösung binnen weniger Stunden oral oder über eine gastrointestinale Sonde verabreicht.
Tragen Sie die notwendigen pflegerischen Maßnahmen in die Tabelle ein.

Material & Vorbereitung	Durchführung	Nachbereitung

➢ PH 19.2

Aufgabe 19.2

Akutes Abdomen

Tragen Sie in die Zeichnung die häufigsten Ursachen eines akuten Abdomens ein.

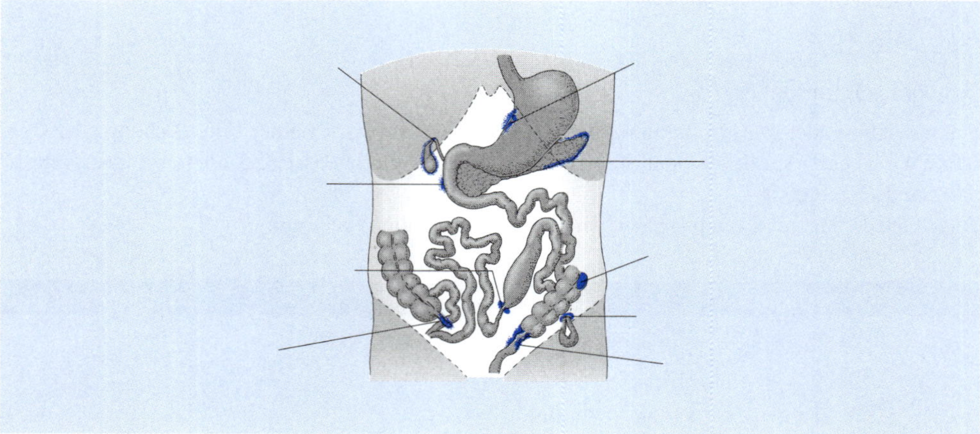

Abb. 19.1: Akutes Abdomen. [A400-190]

➢ PH 19.3.3

Aufgabe 19.3

Endoskopische Untersuchungsverfahren

Übersetzen Sie die aufgeführten Fachbegriffe.

Ösophagoskopie	
Gastro- und Duodeno-skopie	
Koloskopie	
Rektoskopie	
Proktoskopie	

Wissen Sie auch, mit welcher jeweiligen Fragestellung die genannten Untersuchungsverfahren durchgeführt werden?

Aufgabe 19.4

➤ PH 19.5.3

Peptisches Ulkus

Der Ulkusbildung liegt ein Ungleichgewicht zwischen *aggressiven* (die Schleimhaut angreifenden) und *defensiven* (die Schleimhaut schützenden) Faktoren zugrunde. Können Sie Beispiele für diese beiden Faktoren (-gruppen) nennen?

Aggressive Faktoren (Risikofaktoren)	Defensive (schützende) Faktoren

Aufgabe 19.5

➤ PH 19.5.3

Peptisches Ulkus – Patientenbeobachtung

Welche Parameter sollten Sie als Pflegekraft bei einem Patienten mit einem nachgewiesenen Ulkus überwachen/worauf sollten Sie achten? Begründen Sie Ihre Aussagen.

Aufgabe 19.6

➤ PH 19.6.1

Ileus

Geben Sie eine kurze Erläuterung/Definition des Begriffs Ileus und der beiden Ileusformen an (mit Blick auf potenzielle Ursachen).

Ileus

Mechanischer Ileus

Paralytischer Ileus

➢ PH 19.6.1

Aufgabe 19.7

Tragen Sie die Unterscheidungsmerkmale der beiden Ileusformen in die Tabelle ein.

	Mechanischer Ileus	Paralytischer Ileus
Schmerzen?		
Stuhl/Winde?		
Darmgeräusche?		

➢ PH 19.6.5

Aufgabe 19.8

Akute Appendizitis

Ein Patient mit einem Verdacht auf eine akute Appendizitis wird auf „Ihre" Station gebracht. Was ist zu tun? Begründen Sie Ihre Aussagen

____

____

____

____

____

Was sind Ihre Aufgaben im Rahmen der perioperativen Pflege?

Pflege von Menschen mit Erkrankungen von Leber, Gallenwegen, Pankreas und Milz

Aufgabe 20.1

➢ PH 20.2.2

Pflege bei Aszites

Nennen Sie die aus Ihrer Sicht/Ihrer Erfahrung wichtigsten Grundsätze bei der Pflege eines Menschen mit Aszites.

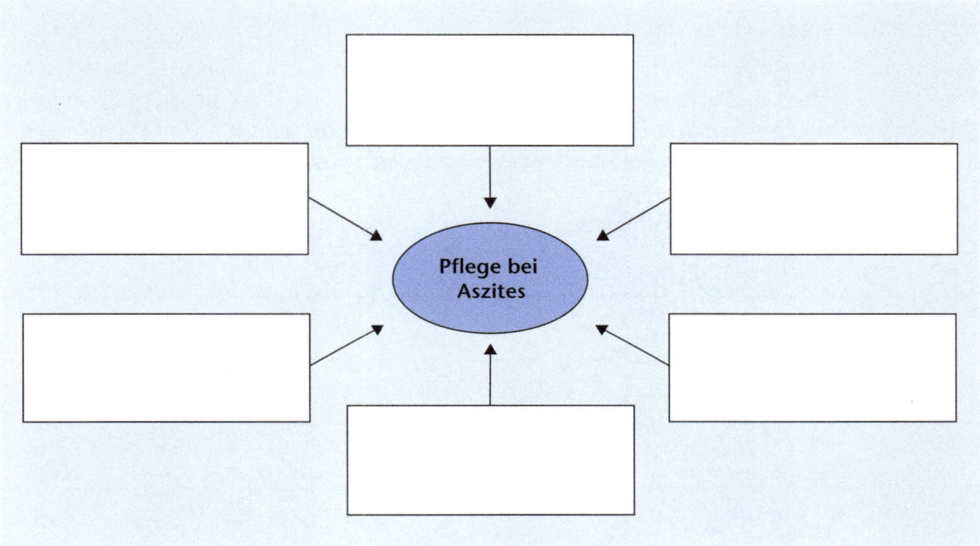

Abb. 20.01: Pflege bei Aszites.

Ach ja: Was heißt eigentlich „Aszites"?

____

Aufgabe 20.2

➢ PH 20.3.3

Assistenz bei der Aszitespunktion

Was sind Ihre Aufgaben, wenn Sie bei einer Aszitespunktion assistieren sollen (hier ist die Durchführung der Punktion gemeint).

____

____

____

____

➢ PH 20.4.1

Aufgabe 20.3

Hepatitis

Tragen Sie die Übertragungswege der verschiedenen Hepatitisformen in die Tabelle ein

	Hepatitis A	Hepatitis B	Hepatitis C	Hepatitis D	Hepatitis E
Hauptübertragungsweg					

➢ PH 20.4.1

Aufgabe 20.4

Hygienemaßnahmen bei Hepatitis

Obwohl die Notwendigkeit einer Isolierung von Hepatitiskranken bei Einhaltung der entsprechenden Hygienevorschriften eher verneint wird, werden Patienten mit einer Hepatitis A oder E in vielen Krankenhäusern in einem Einzelzimmer untergebracht. Bei einer Hepatitis B, C oder D wird dies nur in Sonderfällen, etwa bei Gastrointestinalblutung oder anderen schweren Blutungen, als notwendig erachtet.

Welche **allgemeinen Hygienemaßnahmen** gelten aber bei einer akuten Virushepatitis immer?

➢ PH 20.4.4

Aufgabe 20.5

Leberzirrhose

Die Leberschädigung durch Alkohol wird üblicherweise in vier Stadien eingeteilt. Tragen Sie in die Tabelle den jeweiligen Namen des Stadiums ein und beurteilen Sie, ob die jeweilige Schädigung reversibel ist oder nicht.

Stad.	Leberveränderung	Reversibel
0		
I		
II		
III		

Kennen Sie auch Komplikationen der alkoholbedingten Leberzirrhose?

Aufgabe 20.6

➢ PH 20.5.2

Erkrankungen von Gallenblase und Gallenwegen – Fachbegriffe

Erläutern/definieren Sie die folgenden Fachbegriffe.

- Cholelithiasis ______________________________
- Cholezystolithiasis ______________________________
- Choledocholithiasis ______________________________

Aufgabe 20.7

➢ PH 20.5.2

Cholezystektomie

Erläutern Sie die aufgeführten Pflegegrundsätze, die bei einem Patienten nach einer konventionellen (also nicht-laparoskopischen) Cholezystektomie eingehalten werden müssen.

Lagerung	
Mobilisation	
Wundversorgung	
Gastrointestinale Sonde	
Darmtätigkeit	
Kostaufbau	

Aufgabe 20.8

➢ PH 20.6.1

Akute Pankreatitis

Wie sieht die konservative Therapie einer akuten Pankreatitis aus (medizinische Betrachtung)?

____

____

____

____

Welche Grundsätze für die Pflege lassen sich daraus ableiten (Pflegemaßnahmen)?

Pflege von Menschen mit endokrinologischen, stoffwechsel- und ernährungsbedingten Erkrankungen

Aufgabe 21.1

➢ PH 21.3.2

Subtotale Strumaresektion

Nach einer operativen Therapie einer Struma sind besondere Überwachungen notwendig, die zum pflegerischen Aufgabenbereich zählen.
Tragen Sie in die Tabelle die Symptome der aufgeführten Komplikationen ein und dann die besonderen Überwachungsparameter.

Komplikation	Symptome	Überwachung von
Nachblutung nach innen (in die Wundhöhle)		
Nachblutung nach außen		
Rekurrensparese durch lokales Wundödem oder intraoperative Reizung/ Verletzung des Nerven		
Hypoparathyreoidismus durch Verletzung oder Entfernung der Nebenschilddrüsen		

Aufgabe 21.2

➢ PH 21.3.3, 21.3.4

Hyper- und Hypothyreose

Erläutern Sie die Fachbegriffe und geben Sie jeweils die Ursache(n) an.

	Definition	Ursache(n)
Hyperthreose		
Hypothyreose		

➢ PH 21.3.3

Aufgabe 21.3

Pflege bei Hyperthyreose

Nennen Sie allgemeine Pflegemaßnahmen bei einem Patienten mit einer Hyperthyreose und erläutern Sie die Ihres Erachtens nach wichtigen Aspekte der Prävention und Gesundheitsberatung.

Allgemeine Pflege

____

____

Prävention & Gesundheitsberatung

____

____

➢ PH 21.6.1

Aufgabe 21.4

Diabetes mellitus

Tragen Sie die Unterscheidungsmerkmale der beiden aufgeführten Diabetesformen in die Tabelle ein.

	Diabetes mellitus Typ 1	Diabetes mellitus Typ 2
Manifestationsalter		
Ursache und Auslöser		
Erbliche Komponente		
Klinik		
Laborbefunde		
Stoffwechsellage		
Therapie		

Aufgabe 21.5

➤ PH 21.6.3

Diabetisches Koma

Bei einem Patienten mit einem diabetischen Koma sind besondere Pflege- und Überwachungsmaßnahmen erforderlich. Welche?

____

____

____

____

____

Aufgabe 21.6

➤ PH 21.6.5

Diabetische Folgeerkrankungen

Tragen Sie mögliche diabetische Folgeerkrankungen in die Zeichnung ein. Als Hilfe sind häufig betroffene Organe mit einer Hilfslinie markiert.

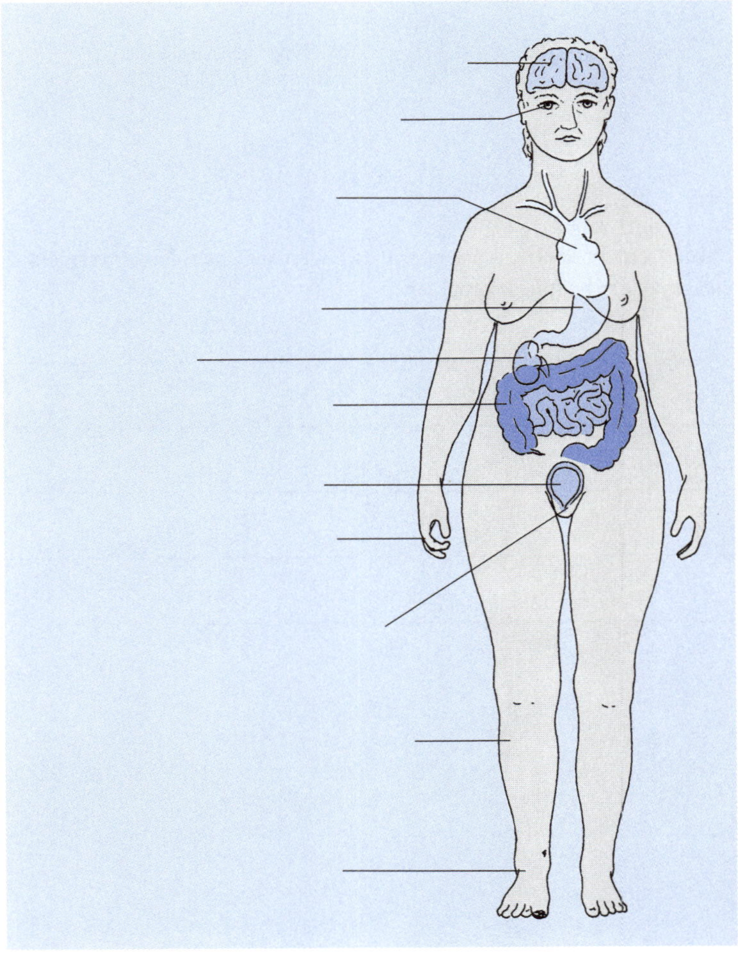

Abb. 21.1: Diabetische Folgeerkrankungen. [A400-190]

➤ PH 21.6.6

Aufgabe 21.7

Insulintherapie – Spritzenkalender

Zeichnen Sie in die Abbildung einen Spritzenkalender ein, der die Injektionsorte für die Insulintherapie deutlich macht (Kreuze für den Injektionsort und Wochentagangabe!).

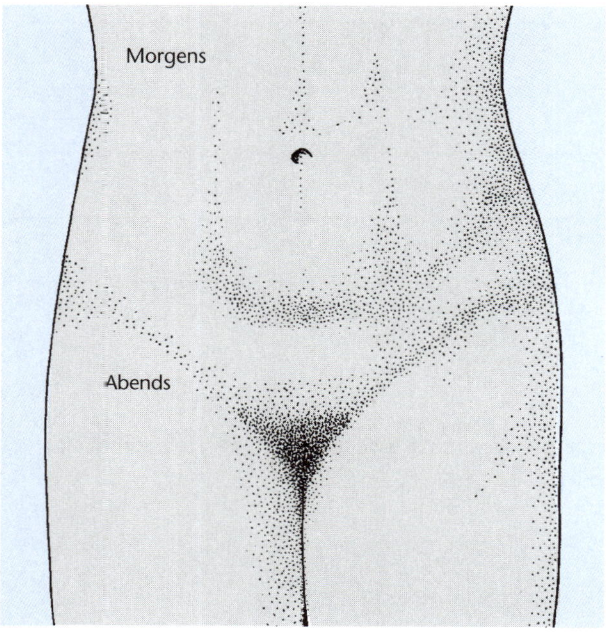

Abb. 21.2: Spritzenkalender Insulininjektion. [A300-190]

➤ PH 21.6.9

Aufgabe 21.8

Fußpflege bei Diabetes

Was raten Sie einem Diabetiker, wenn er Sie fragt, wie er Folgeschäden an seinen Füßen vermeiden kann (welche Grundsätze soll er bei der Fußpflege beachten)?

Pflege von Menschen mit hämatologischen und onkologischen Erkrankungen

Aufgabe 22.1

➢ PH 22.1.4

Pflege bei erhöhter Infektionsgefahr

Welche drei grundsätzlichen Ziele haben die Maßnahmen zum Schutz abwehrgeschwächter Patienten?

1. ______________________________

____

2. ______________________________

____

3. ______________________________

____

Aufgabe 22.2

➢ PH 22.1.4

Schutzisolierung – Hygienemaßnahmen

Nennen Sie Hygienemaßnahmen, die bei einem abwehrgeschwächten Patienten, der in einem Isolierzimmer untergebracht ist, zu beachten sind.

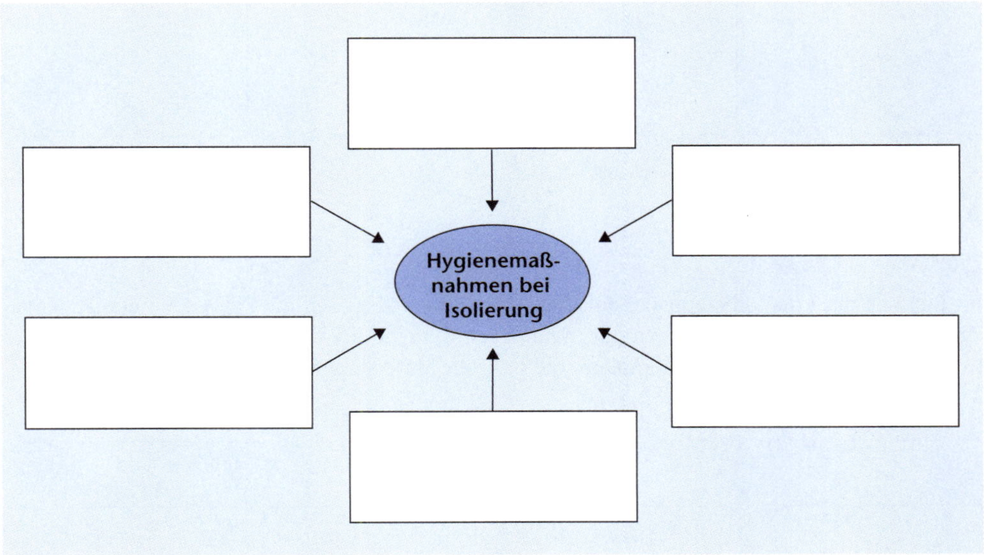

Abb. 22.1: Schutzisolierung – Hygienemaßnahmen.

➢ PH 22.1.4

Aufgabe 22.3

Psychische Betreuung

Die isolierten Patienten befinden sich zusätzlich zu ihrer schweren körperlichen Erkrankung in einer psychischen Ausnahmesituation. Wie können Sie die Patienten in dieser Situation unterstützen?

➢ PH 22.3.1

Aufgabe 22.4

Diagnostik – Blutsenkungsreaktion

Erläutern Sie die einzelnen Handlungsschritte, die bei der Vorbereitung, Durchführung und Nachbereitung einer Blutsenkung (BSG, BKS, Blutsenkungsreaktion) zu beachten sind.

Material bereitlegen	Blut vorbereiten	BSG bestimmen	Nachbereitung

➢ PH 22.4.1

Aufgabe 22.5

Zytostatika – Paravasate

Im Rahmen der Chemotherapie bei onkologischen Patienten weisen die Pflegenden den Patienten darauf hin, sich bei Veränderungen oder Schmerzen während der Infusion sofort zu melden. Ist es trotzdem zu einem Paravasat gekommen, sind sofortige Maßnahmen erforderlich. Welche?

Aufgabe 22.6

➢ PH 22.4.2

Strahlentherapie – Nebenwirkungen

Bei Patienten, die mit einer Strahlentherapie behandelt werden, zeigen sich neben dem häufig früh auftretendem „Strahlenkater" weitere Nebenwirkungen, die je nach Lokalisation unterschiedlich sein können.
Tragen Sie in die Tabelle die jeweils auf das Organ bezogenen Nebenwirkungen ein.

Organ	Nebenwirkungen
Haut	
Mundschleimhaut	
Lunge	
Dünndarm	
Rektum	
Blase	
Blut	
Schädel/ZNS	

Überlegen Sie nun, wie Sie **mit pflegerischen Maßnahmen** diesen Nebenwirkungen entgegen wirken können.

Aufgabe 22.7

➢ PH 22.5.1

Anämien – Pflegemaßnahmen

Welche Pflegegrundsätze gelten für die Pflege von Patienten mit einer Eisenmangelanämie?

➢ PH 22.5.1

Aufgabe 22.8

Eisenmangelanämie – Beratung

Was sagen Sie einem Patienten mit einer Eisenmangelanämie hinsichtlich der Kriterien „Prävention" und „Gesundheitsberatung"? Fokussieren Sie hier besonders die Bereiche Ernährung und Ausscheidung.

Pflege von Menschen mit rheumatischen Erkrankungen

Aufgabe 23.1

➢ PH 23.1

Fachbegriffe

Ordnen Sie korrekt zu (verbinden Sie die korrekten Paare mit Linien)

Arthritis	Gelenkentzündung. Hauptsymptome sind Gelenkschmerzen, -schwellung, Überwärmung und Bewegungseinschränkung
Arthrose	Degenerative Gelenkerkrankung. Zeigt sich anfangs v. a. durch Gelenksteife und „Spannungsgefühl" in den betroffenen Gelenken, später auch durch Schmerzen

Was ist das zentrale Problem der Patienten?

____

Aufgabe 23.2

➢ PH 23.2.2

Aktivierende Pflege – Bewegung

Im Rahmen der aktivierenden Pflege müssen viele Bereiche des täglichen Lebens bei den Patienten beachtet werden. Welche grundsätzlichen Regeln/Unterstützungsmaßnahmen/Strategien gelten für den Bereich „Bewegung", wenn Sie die Grundregel beachten wollen, dass kein Patient mit einer rheumatischen Erkrankung auf Bewegung verzichten soll? Nennen Sie fünf grundsätzlich unterstützende Maßnahmen.

____

____

____

____

____

> PH 23.2.2

Aufgabe 23.3

Sturzgefahr – Umgebung

Die Bewegungseinschränkung bei diesen Patienten führt zu einer erhöhten Sturzgefahr. Wie sollte sich ein Patient, z. B. durch Umgestaltung der häuslichen Umgebung, vor einem Sturz schützen? Nennen Sie Maßnahmen, die die Umgebung des Patienten hinsichtlich der Sturzgefahr sicherer werden lassen (was raten Sie dem Patienten und seinen Angehörigen?)
Kennen Sie auch den „Expertenstandard Sturzprophylaxe"? In Kapitel 12.8.5.5 *Pflege heute* steht etwas darüber!

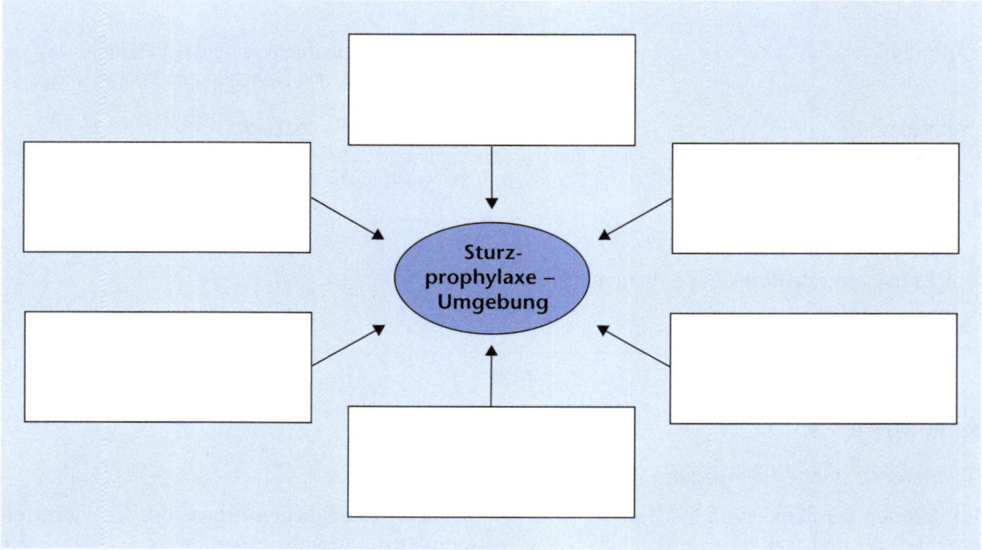

Abb. 23.1: Sturzprophylaxe – Umgebung

> PH 23.2.2

Aufgabe 23.4

Haut- und Körperpflege

Was raten Sie demselben Patienten hinsichtlich der Haut-/Körperpflege und der Kleidung?

Körperpflege	Kleidung

Aufgabe 23.5

➢ PH 23.7.1

Systemischer Lupus erythematodes

Worum handelt es sich bei diesem Krankheitsbild?

Was sind wichtige Pflegemaßnahmen und Pflegestrategien beim systemischen Lupus erythematodes?

Aufgabe 23.6

➢ PH 23.5.3

Ernährung bei rheumatischen Erkrankungen

Was raten Sie einem Patienten mit einer rheumatischen Erkrankung? Worauf sollte dieser beim Thema Ernährung achten?

Aufgabe 23.7

➢ PH 23.5.2

Physikalische Therapie

Wie würden Sie entscheiden: Sollen in der Behandlung von Menschen mit rheumatischen Beschwerden eher Wärme- oder Kältetherapien zum Tragen kommen?

➢ PH 23.6.1

Aufgabe 23.8

Rheumatoide Arthritis

Erläutern Sie die folgenden Fachbegriffe:

- Rheumatoide Arthritis ____________________

  ____

- Ulnardeviation ____________________

  ____

- Schwanenhalsdeformität ____________________

  ____

- Knopflochdeformität ____________________

  ____

Pflege von Menschen mit orthopädischen Erkrankungen

Aufgabe 24.1

➢ PH 24.1.3

Pflege nach orthopädischen Eingriffen

Die so genannte **DMS Kontrolle** ist bei Patienten nach orthopädischen Eingriffen besonders wichtig. Wofür stehen diese drei Buchstaben?

D ____________________

M ____________________

S ____________________

Wie kontrollieren Sie diese drei Parameter?

Aufgabe 24.2

➢ PH 24.1.3

Prophylaxen

Nach operativen orthopädischen Eingriffen sind Prophylaxen von besonderer Bedeutung. Warum? Tragen Sie Grundsätze und Begründungen in die Tabelle ein.

Dekubitusprophylaxe	Thromboseprophylaxe	Kontrakturenprophylaxe

Aufgabe 24.3

➢ PH 24.1.4

Pflege bei Anlage eines Gipsverbandes

Was sind die wichtigsten Pflegegrundsätze, die Sie vor, während und nach der Anlage eines Gipsverbandes bei einem Patienten beachten müssen? Gemeint sind die allgemeinen Grundsätze, unabhängig von der Lokalisation.

____

____

____

____

➤ PH 24.1.4

Aufgabe 24.4

Pflege bei Anlage eines Gipsverbandes

Um Komplikationen nach Anlage eines Gipsverbandes frühzeitig zu erkennen, ist es wichtig, über die entsprechenden Warnzeichen/Anzeichen Bescheid zu wissen. Nennen Sie vier dieser Warnzeichen.

➤ PH 24.4.1

Aufgabe 24.5

Verbände

Die unten aufgeführten Verbandarten haben verschiedene Zielsetzungen. Tragen Sie diese in die Tabelle ein.

Rucksackverband	
Desault-Verband	
Gilchrist-Verband	
Zinkleimverband	
Funktioneller Tapeverband	

➤ PH 24.7.1

Aufgabe 24.6

Angeborene Erkrankungen: Becken & untere Extremtität

Erläutern Sie die Begiffe:

Angeborene Hüft(gelenk)dysplasie:

Coxa valga:

Coxa vara:

Aufgabe 24.7

➢ PH 24.12.1

Pflege bei Spül-Saug-Drainage

Welche Pflegegrundsätze müssen Sie bei der Pflege eines Patienten mit einer Spül-Saug-Drainage beachten?

Aufgabe 24.8

➢ PH 24.9.1

Prävention bei Osteoporose

Ziel der Osteoporoseprävention ist es, in jungen Jahren eine optimale Knochenmasse aufbauen *und* im Alter den Knochenabbau zu verringern. Diese Maßnahmen sind sowohl (noch) Gesunden als auch Betroffenen zu erläutern. Nennen Sie einige Beispiele.

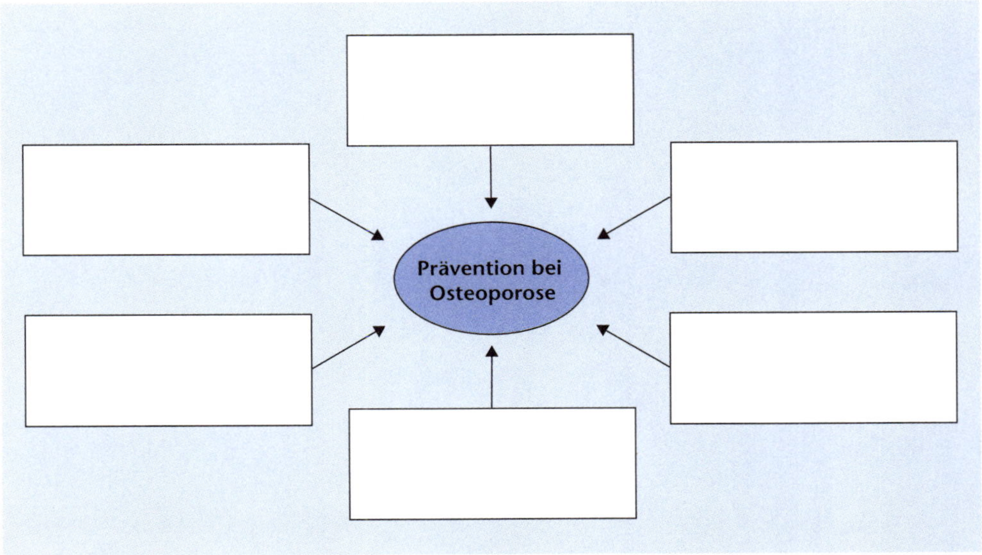

Abb. 24.1: Prävention bei Osteoporose.

Pflege von Menschen mit traumatologischen Erkrankungen

➢ PH 25.8.2

Aufgabe 25.1

Pflege bei HWS Fraktur

Welche Pflegemaßnahmen sind bei einem Patienten mit einer stabilen HWS Frakur zu beachten? Beachten Sie v. a. die Bereiche Beobachtung & Lagerung.

➢ PH 25.8.8

Aufgabe 25.2

Oberschenkelfrakturen

In der Abbildung sehen Sie die gängigen Oberschenkelfrakturen. Benennen Sie diese.

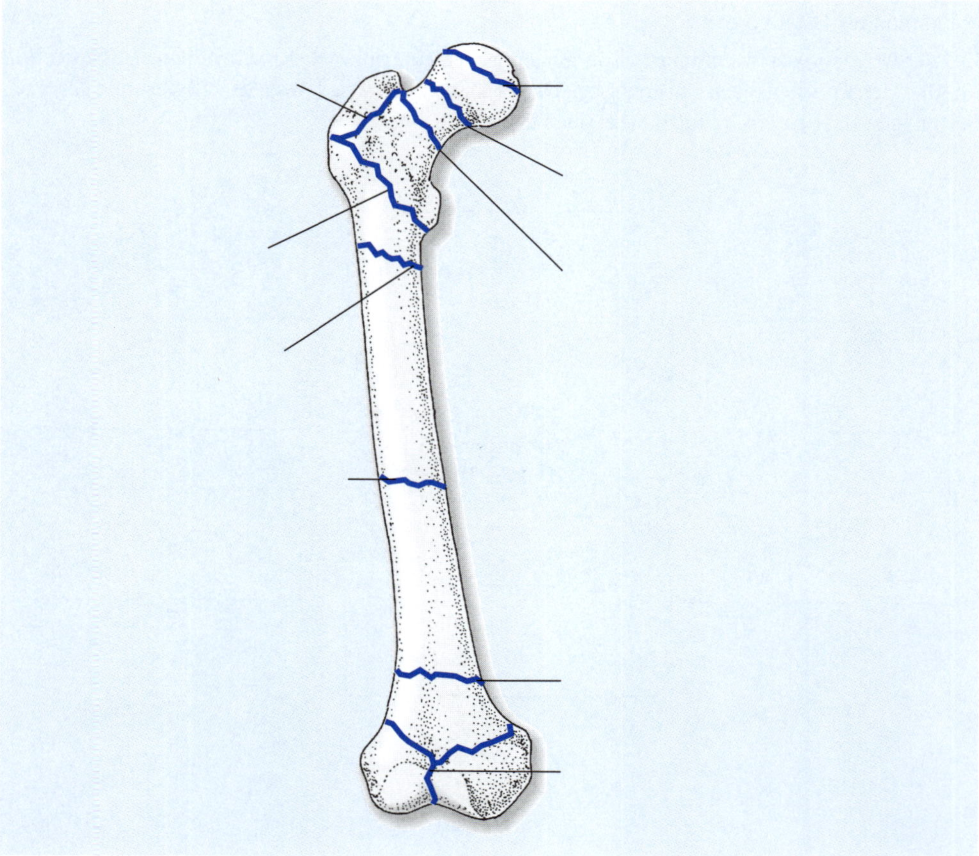

Abb. 25.1: Oberschenkelfrakturen. [A300-190]

Aufgabe 25.3

➢ PH 25.9

Thoraxverletzungen

Warum ist der Unterschied zwischen einer offenen und einer geschlossenen Thoraxverletzung, von der Infektionsgefahr einmal abgesehen, so bedeutsam?

Aufgabe 25.4

➢ PH 25.9

Thoraxverletzungen

Welche Erstmaßnahmen ergreifen Sie bei einem Patienten mit Verdacht auf eine Thoraxverletzung?

Aufgabe 25.5

➢ PH 25.11

Polytrauma

Wie würden Sie den Begriff Polytrauma übersetzen?

Ein Patient mit einem Polytrauma wird am Unfallort reanimiert. Was ist zu den beiden Kriterien „Zeit“ und „Ziel“ bezogen auf die Erstmaßnahmen der Reanimationsphase zu sagen?

Zeit:

Ziel:

➢ PH 25.11

Aufgabe 25.6

Polytrauma

Die Versorgung eines Patienten mit einem Polytrauma wird in verschiedene Phasen eingeteilt. Ergänzen Sie die Tabelle – die Phasen sind schon eingatragen.

Phase	Dauer	Maßnahmen
Reanimationsphase		
Erste operative Phase		
Erste Postaggressionsphase		
Zweite operative Phase		
Zweite Postaggressionsphase		
Heilungsphase		

➢ PH 25.11

Aufgabe 25.7

Polytrauma – erste operative Phase

In kritischen Situationen muss der Patient ohne weitere Diagnostik notfallmäßig in der ersten operativen Phase operiert werden (Akutchirurgie). Nennen Sie Indikationen, die für eine sofortige Operation sprechen.

Aufgabe 25.8

➢ PH 25.4.1

Wundarten

Tragen Sie in die Tabelle die Charakteristika (Aussehen/Besonderheiten …) und die Ursache der jeweiligen mechanischen Wunde ein.

Bezeichnung	Kurzcharakterisierung
Platzwunde	
Schnittwunde	
Quetschwunde	
Risswunde	
Stichwunde	
Ablederungswunde	
Schürfwunde	
Kratzwunde	
Schusswunde	
Pfählungsverletzung	
Bisswunde	

Kennen Sie weitere Wundarten?

Pflege von Menschen mit Infektionskrankheiten

➢ PH 26.1.1

Aufgabe 26.1

Grundbegriffe

Ordnen Sie den Fachbegriffen die korrekten Erläuterungen zu.

Epidemie	Dauerverseuchung – der Erreger ist in einer bestimmten Region ständig vorhanden
Pandemie	Zeitlich und örtlich begrenzte Häufung von Infektionskrankheiten
Endemie	Ausbreitung einer zeitlich und örtlich begrenzten Häufung von Infektionskrankheiten über einen Kontinent oder die ganze Welt

➢ PH 26.1.2

Aufgabe 26.2

Eintrittspforten

Bevor es zu einer Infektion kommt, muss der Erreger nicht nur *zum* Menschen kommen, sondern auch in ihn *hinein*. Zeichnen Sie die wichtigsten Eintrittspforten für Erreger in die Abbildung ein.

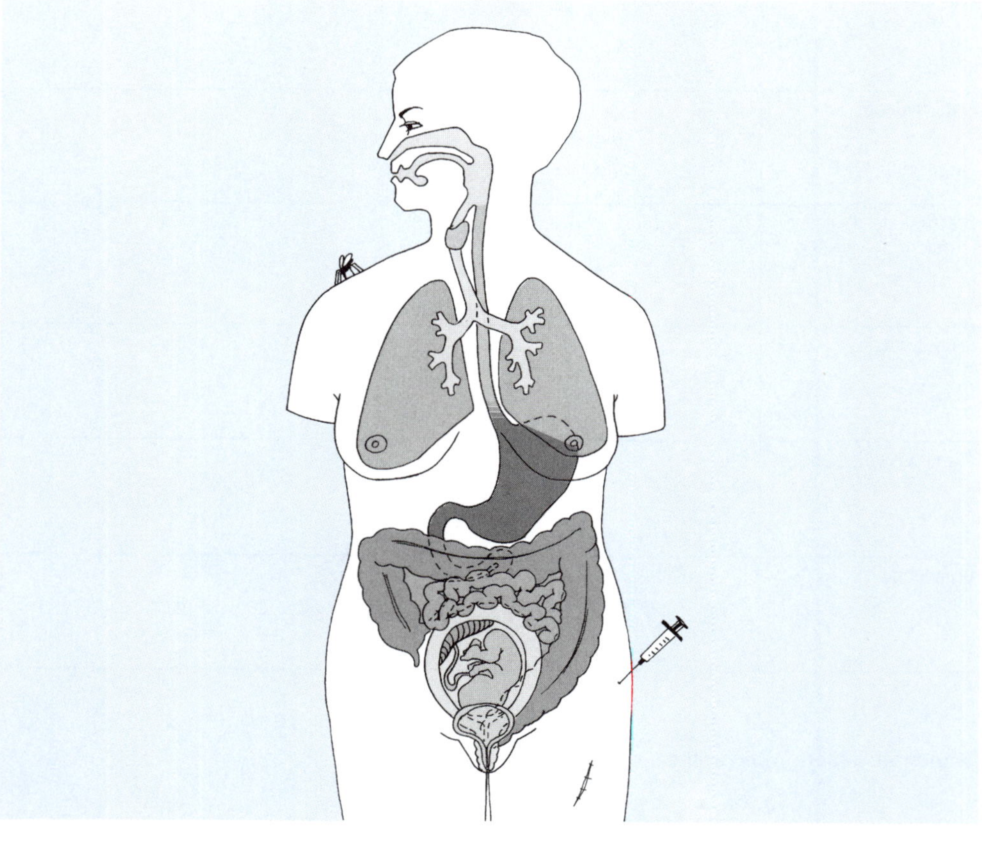

Abb. 26.1: Eintrittspforten. [A400-215]

Aufgabe 26.3

➢ PH 26.1.2

Übertragungswege

Was ist der Unterschied zwischen einer direkten und einer indirekten Kontaktinfektion? Nennen Sie Beispiele aus dem Klinikalltag.

___

___

Aufgabe 26.4

➢ PH 26.1.3

Ablauf einer Infektionskrankheit

Jede Infektionskrankheit verläuft in Stadien. Erläutern Sie kurz die aufgeführten Phasen.

Invasionsphase	
Inkubationszeit	
Phase des Krankseins	
Überwindungsphase	

Aufgabe 26.5

➢ PH 26.4

Pflege bei Sepsis

Welche Parameter sind bei der Patientenbeobachtung eines Patienten mit einer Sepsis besonders zu beachten?

___

___

___

___

___

Aufgabe 26.6

➢ PH 26.11.1

Prophylaxe

Erläutern Sie die beiden Fachbegriffe.

Expositionsprophylaxe

___

___

Dispositionsprophylaxe

➢ PH 26.12

Aufgabe 26.7

Meldepflicht

In welchem Gesetzeswerk sind die Regelungen zur Meldepflicht zu finden?

Bei welcher Behörde erfolgt dann die Meldung?

Wer ist zur Meldung verpflichtet?

Wann muss die Meldung erfolgen?

➢ PH 26.12

Aufgabe 26.8

Meldepflicht

Nennen Sie mindestens fünf Erkrankungen, bei denen der Krankheitsverdacht, die Erkrankung und der Tod meldepflichtig sind.

Pflege von Menschen mit Erkrankungen des Immunsystems

Aufgabe 27.1

➢ PH 27.1.3

HIV-Infektion und Aids

Beschreiben Sie in Stichworten die Übertragung des HIV.

Welches sind die Hauptübertragungswege?

Aufgabe 27.2

➢ PH 27.1.3

Hygiene bei aidskranken Menschen

Welche hygienischen Grundregeln und welche speziellen Hygienemaßnahmen sind im pflegerischen Umgang mit aidskranken Patienten angebracht?

➢ PH 27.1.3

Aufgabe 27.3

Infektionsschutz des Personals

Welche Maßnahmen sind im Pflegealltag zu treffen, um das Personal/um sich selbst vor einer Infektion mit dem HIV zu schützen?

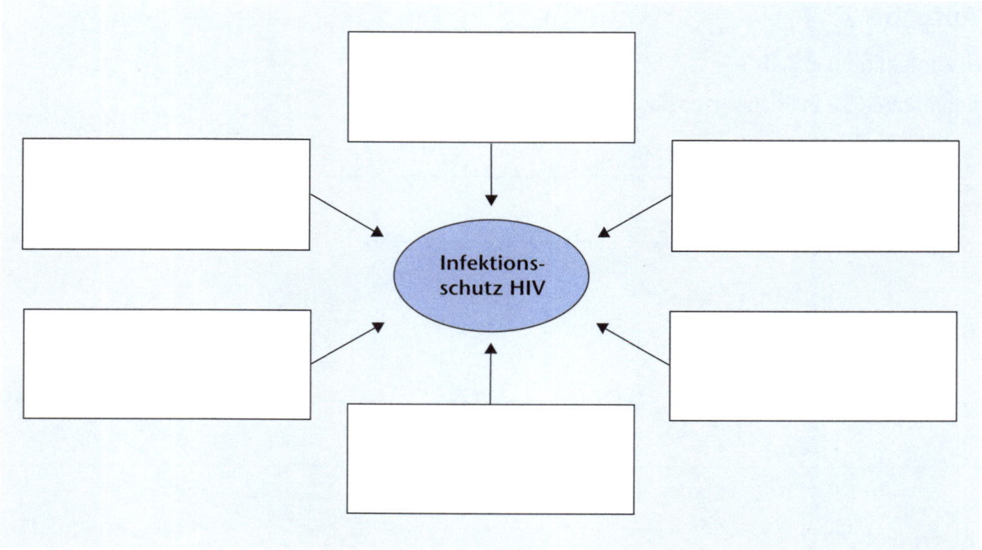

Abb. 27.1: Infektionsschutz HIV.

➢ PH 27.2

Aufgabe 27.4

Allergien

Wie würden Sie den Begriff „Allergie" übersetzen?

____

Wie nennt man im Klinikalltag eine gefährliche Komplikation einer allergischen Reaktion?

____

➢ PH 27.2.2

Aufgabe 27.5

Intrakutantests

Kennen Sie die drei Testarten der allergologischen Diagnostik, die zu den Intrakutantests gezählt werden? Beschreiben Sie diese drei Tests kurz.

Prick-Test	
Scratch-Test	
Intradermaltest	

Aufgabe 27.6

➢ PH 27.2.2

Intrakutantests – Pflegeaufgaben

Was können Ihre Aufgaben sein, wenn Sie aufgefordert werden, bei einem Intrakutantest zu assistieren/die Patientenbeobachtung zu übernehmen? Worauf achten Sie besonders/was sind Warnzeichen für eine Komplikation?

Aufgabe 27.7

➢ PH 27.2.3

Pharmakologie: Histamine

Können Sie den Wirkmechanismus von Histaminen erläutern? Was löst Histamin an Blutgefäßen, an den Bronchien und am Darm aus?

Aufgabe 27.8

➢ PH 27.3

Autoimmunerkrankungen

Erläutern Sie den Begriff „Immuntoleranz" unter Zuhilfenahme folgender Begriffe:

- Antikörper
- Immunsystem
- Thymus
- Abwehrzellen

Nun können Sie sicher auch den Begriff „Autoimmunerkrankung" erklären?

Pflege von Menschen mit Haut- und Geschlechtskrankheiten

➢ PH 28.1.1

Aufgabe 28.1

Situation des Patienten

1.) Sammeln Sie Sprichwörter und Redewendungen, in denen das Wort „Haut“ vorkommt.
2.) Versuchen Sie sich nun die Bedeutung der Haut für sich selbst zu verdeutlichen.
3.) Was kann diese Erkenntnis für Ihre tägliche Arbeit bedeuten? In welcher Situation befinden sich Patienten, die unter einer offensichtlichen, massiven Hauterkrankung leiden?

Diskutieren Sie das Thema mit einem Mitschüler/Ihrem Anleiter.

➢ PH 28.5.4

Aufgabe 28.2

Parasitär bedingte Hauterkrankungen

Was ist „Skabies“?

___

Und was bedeutet der Begriff „Pedikulose?

___

➢ PH 28.6.3

Aufgabe 28.3

Latexallergie

5–17% der im medizinischen Bereich Tätigen leiden unter einer **Latexallergie.** Was beinhaltet die Prävention einer Latexallergie unter anderem?

___

___

___

___

___

Aufgabe 28.4

➢ PH 28.6.3

Kontaktekzem

Tragen Sie in die Tabelle die Unterscheidungsmerkmale eines allergischen und eines nicht-allergischen Kontaktekzems ein.

	Toxische/irritative Kontaktdermatitis	Phototoxische Kontaktdermatitis	Allergische Kontaktdermatitis	Photoallergische Kontaktdermatitis
Definition				
Klinik				
Diagnostik				

Aufgabe 28.5

➢ PH 28.7.1

Neurodermitis

Die Krankheitsentstehung der Neurodermitis ist multifaktoriell und noch immer nicht ganz geklärt. Welche Faktoren begünstigen die Entstehung einer Neurodermitis?

____

____

____

____

____

Aufgabe 28.6

➢ PH 28.7.1

Hautpflege bei Neurodermitis

Welche Grundsätze sind bei der Hautpflege eines Menschen mit Neurodermitis zu beachten?

____

____

____

____

➢ PH 28.8

Aufgabe 28.7

Psoriasis – Begriffsklärung

Wie ist der Begriff „Psoriasis“ zu übersetzen?

Welcher pathophysiologische Mechanismus liegt diesem Krankheitsbild zu Grunde?

Wie viel Prozent der Bevölkerung (BRD) sind betroffen?

Wann zeigt sich die Krankheit erstmals am häufigsten (in welchem Lebensabschnitt/Lebensalter)?

➢ PH 28.8

Aufgabe 28.8

Psoriasis vulgaris – Lokalisation

Zeichnen Sie in die Abbildung die häufigsten Prädilektionsstellen der Psoriasis vulgaris ein.

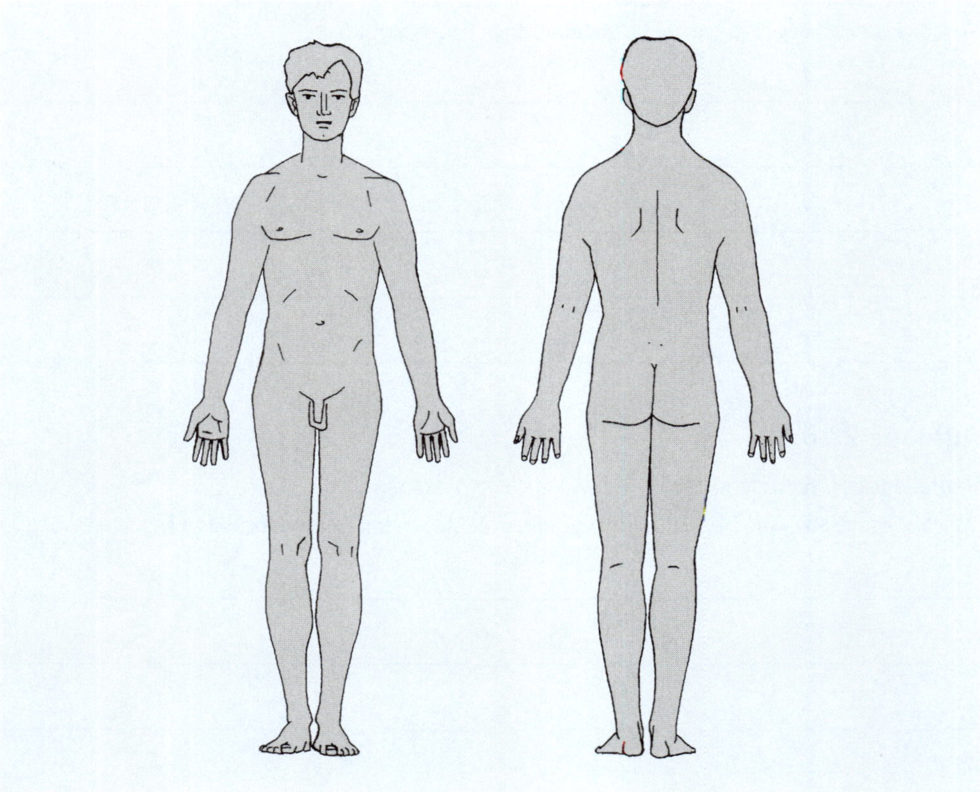

Abb. 28.1: Prädilektionsstellen Psoriasis vulgaris. [A300-215]

Pflege von Menschen mit Erkrankungen der Niere und der ableitenden Harnwege

Aufgabe 29.1

➢ PH 29.1.2

Beobachten, Beurteilen und Intervenieren

Erkrankungen der Niere und der ableitenden Harnwege verändern die Situation des Patienten auf vielfältige Weise. Nennen Sie, unabhängig von der konkreten Erkrankung, übergeordnete Kriterien für die beiden genannten Bereiche bei Patienten mit Erkrankungen der Niere/der ableitenden Harnwege (was raten Sie dem Patienten/worauf ist zu achten?).

Ausscheidung	Ernährung

Aufgabe 29.2

➢ PH 29.1.3

Suprapubische Blasendrainage

Welche Materialien bereiten Sie zum Legen einer suprapubischen Blasendrainage vor? Teilen Sie ein: steril/unsteril.

Unsterile Materialien	
Sterile Materialien	

➢ PH 29.1.4

Aufgabe 29.3

Pflege bei Nephrostomie

Benennen Sie die in der Abbildung eingezeichneten Katheter, die häufig bei urologischen Operationen zum Einsatz kommen.

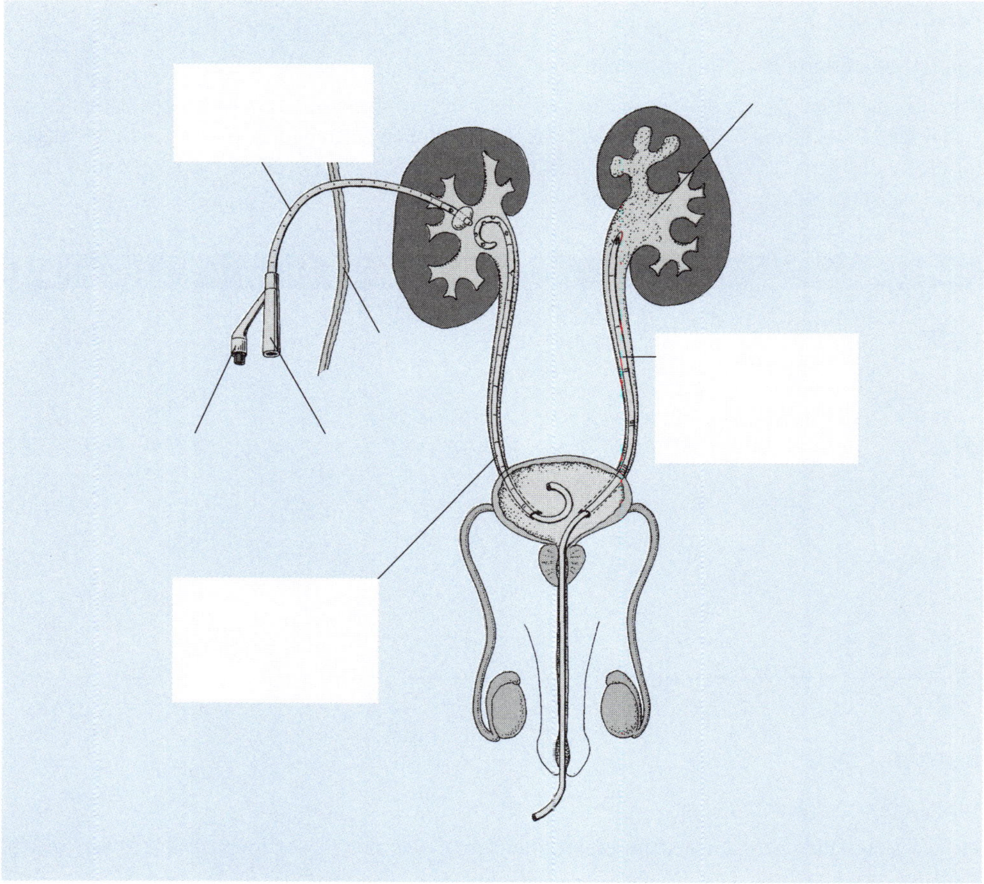

Abb. 29.1: Nephrologische & urologische Katheter. [A400-190]

➢ PH 29.1.6

Aufgabe 29.4

Pflege bei Nierenersatztherapie

Welche allgemeinen pflegerischen Maßnahmen müssen Sie kennen/beachten, wenn es um die Pflege von Dialysepatienten geht? Die Oberthemen sind schon in der Tabelle enthalten.

Shuntkontrolle/-pflege	Gewicht/RR	Kalorienzufuhr/Ernährung

Aufgabe 29.5

➢ PH 29.5.3

Akute Pyelonephritis

Definieren Sie zunächst den Begriff.

Akute Pyelonephritis

Zusätzlich zu den Pflegemaßnahmen bei einem Patienten mit einer Zystitis (29.4.2) sind hier noch einige Besonderheiten bei den Pflegemaßnahmen zu beachten. Welche (Beachten Sie die Schwere des Krankheitsbildes)?

Aufgabe 29.6

➢ PH 29.5.12

Pflege bei Nierensteinen

Was können Sie mit pflegerischen Mitteln tun, um die Behandlung eines Patienten mit Nierensteinen zu unterstützen?

Aufgabe 29.7

➢ PH 29.6.2

Prostatahyperplasie

Die Symptome bei einer Prostatahyperplasie entstehen durch die zunehmende Verengung der Harnröhre mit daraus resultierender Harnabflussbehinderung und werden in drei Stadien eingeteilt. Erläutern Sie die drei Stadien.

Stadium I

Stadium II

Stadium III

Kennen Sie auch die medizinisch korrekten Bezeichnungen für das jeweilige Stadium?

PH 29.7.4

Aufgabe 29.8

Varikozele und Hydrozele

Ordnen Sie korrekt zu (mittels Verbindungspfeil).

Varikozele	Krampfaderartige Erweiterung, Verlängerung und Schlängelung der Hodenvene und des Venengeflechts im Hodensack. Altersgipfel 15.–25. Lebensjahr.
Hydrozele	Angeborene oder erworbene Ansammlung von seröser Flüssigkeit zwischen den Hodenhüllen

Pflege von Frauen mit gynäkologischen Erkrankungen und bei Schwangerschaft, Geburt und Wochenbett

Aufgabe 30.1

➢ PH 30.1.6

Präoperative Maßnahmen bei gynäkologischen Operationen

In der Tabelle sehen Sie häufige gynäkologische Operationsverfahren. Tragen Sie in die leeren Zellen die geforderten Unterscheidungskriterien ein.

	Abrasio	Konisation	Laparoskopie	Abdominale/ vaginale Hysterektomie
Routineunter-suchungen				
Zusätzliche Blut-untersuchungen				
Körperpflege				
Rasur des OP-Gebietes				
Darmreinigung				
Thrombose-prophylaxe				
Ernährung am Vortag				
Nahrungskarenz				
Besondere Maßnahmen/ Dokumentation				

Fortsetzung siehe nächste Seite

Fortsetzung

	Abrasio	Konisation	Laparoskopie	Abdominale/ vaginale Hysterektomie
Präoperative Maßnahmen am Tag der Operation				

Können Sie die Unterschiedlichen Vorgehensweisen, die Sie in der Tabelle dargestellt haben, auch begründen?

➢ PH 30.1.6

Aufgabe 30.2

Lymphödemprophylaxe

Warum ist nach vielen gynäkologischen Operationen die Lymphödemprophylaxe besonders wichtig?

___

➢ PH 30.2.2

Aufgabe 30.3

Zyklusstörungen

Übersetzen Sie die aufgeführten Fachbegriffe

- Eumenorrhö ___
- Menorrhagie ___
- Brachymenorrhö ___
- Hypermenorrhö ___
- Polymenorrhö ___
- Oligomenorrhö ___

Aufgabe 30.4

➢ PH 30.3.3

Gynäkologische Untersuchung

Was sind die Hauptaufgaben von Pflegekräften bei gynäkologischen Untersuchungen?

Aufgabe 30.5

➢ PH 30.4.2

Mammakarzinom

Tragen Sie die prozentuale Häufigkeitsverteilung der Mammakarzinome in die Abbildung ein. Denken Sie dabei an die Quadrantenverteilung.

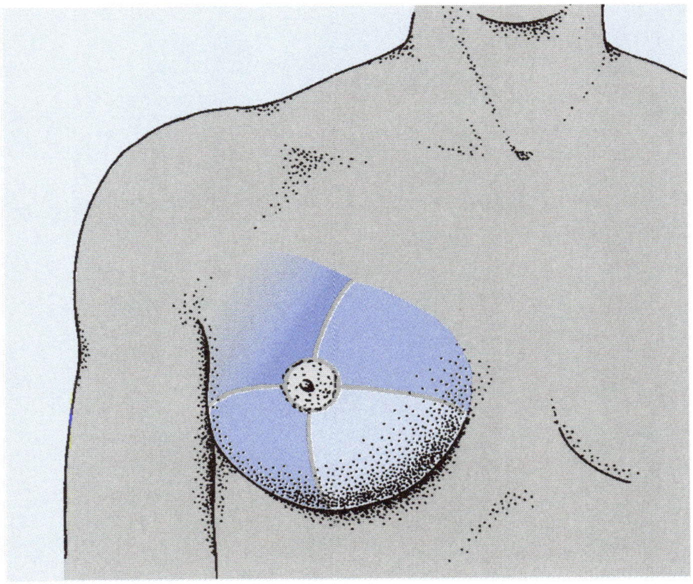

Abb. 30.1: Häufigkeitsverteilung Mammakarzinom. [A300-190]

Aufgabe 30.6

➢ PH 30.6.2

Pflege bei Hysterektomie

Warum ist die psychische Begleitung von Patientinnen nach einer Hysterektomie von besonderer Bedeutung?

➢ PH 30.13.3

Aufgabe 30.7

Schwangerschaftsvorsorgeuntersuchungen

Im Rahmen der Schwangerschaftsvorsorge sind nach den Mutterschaftsrichtlinien zehn Untersuchungen vorgesehen. Was beinhalten diese Untersuchungen?

➢ PH 30.13.3

Aufgabe 30.8

Entbindungstermin: Naegele-Regel

Wie lautet die Naegele-Regel, nach man den voraussichtlichen Entbindungstermin einer Schwangeren errechnen kann?

Denken Sie sich, nachdem Sie die Formel korrekt notiert haben, ein Beispiel aus und überprüfen Sie Ihre Formel.

Pflege von Menschen mit Augenerkrankungen

Aufgabe 31.1

➤ PH 31.1.1

Situation des Patienten

Eine stationäre Behandlung in einer Augenklinik bedeutet für den Patienten oft eine zumindest zeitweilige *Einschränkung des Sehvermögens,* z. B. durch eine Operation oder diagnostische Maßnahmen. Dies versetzt besonders den Erwachsenen in Hilflosigkeit (er steht plötzlich „im Dunkeln") und kann vorübergehend zur Pflegebedürftigkeit führen.
Was können Sie tun, um den Krankenhausaufenthalt für sehbehinderte Patienten sicherer zu gestalten?

Aufgabe 31.2

➤ PH 31.1.4

Medikamente – Abkürzungen

Die folgenden Abkürzungen sollte man kennen.

OD

OS

OU

Aufgabe 31.3

➤ PH 31.1.4

Medikamente – Umgang

Neben den allgemein üblichen Regeln im Umgang mit Arzneimitteln (➤ *Pflege Heute* 15.2.9) sind beim Umgang mit Augenmedikamenten besondere Regeln zu beachten. Welche?

➢ PH 31.1.4

Aufgabe 31.4

Augentropfen – Patientenanleitung

Viele Patienten müssen zu Hause kurzzeitig oder auf Dauer „tropfen": Die Pflegenden müssen sie oder ihre Angehörigen daher rechtzeitig hierzu anleiten. Was sagen oder empfehlen Sie dem Patienten und seinen Angehörigen?

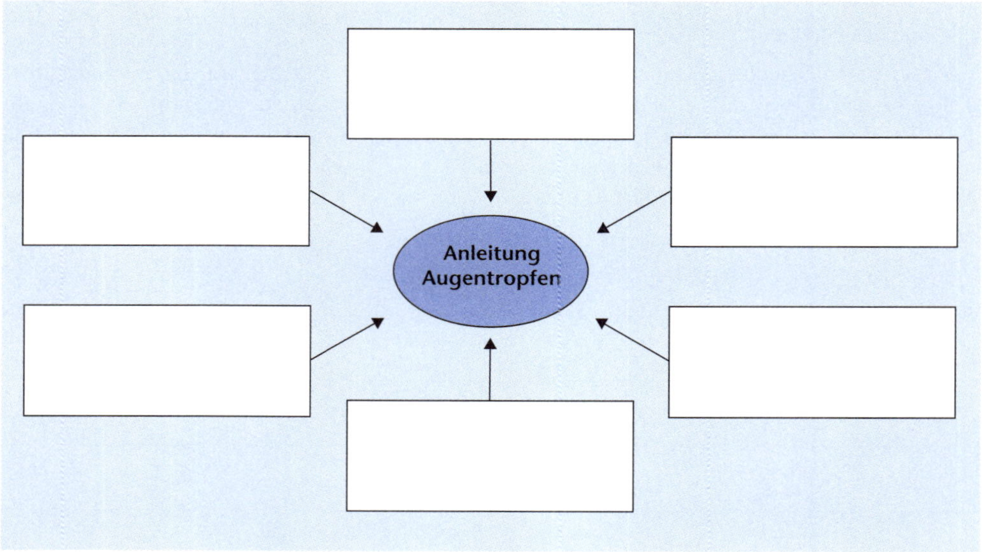

Abb. 31.1: Anleitung Augentropfen

➢ PH 31.8

Aufgabe 31.5

Glaukom

Kennen Sie die Einteilung des grünen Stars? Ergänzen Sie die Unterscheidungsmerkmale in der Tabelle (Tipp: die Einteilung wird hier nach der Ursache/dem Entstehungsmachanismus vorgenommen).

Primäres Glaukom	Sekundäres Glaukom	Kongenitales Glaukom

Aufgabe 31.6

➤ PH 31.11

Brechungsfehler

Übersetzen Sie die Fachbegriffe.

- Myopie ____________________
- Hypermetropie ____________________
- Presbyopie ____________________
- Astigmatismus ____________________

Können Sie auch erläutern, welcher physikalische Vorgang bei den genannten Brechungsstörungen an der Linse (➤ den Muskeln) jeweils zu beobachten ist?

Aufgabe 31.7

➤ PH 31.7

Katarakt

Übersetzen Sie zunächst den Begriff Katarakt.

____

Nach einer Katarakt-Operation sind neben den allgemeinen postoperativen Pflegemaßnahmen weitere, speziell bei diesem Krankheitsbild zu beachtende Maßnahmen nötig. Nennen Sie drei dieser Maßnahmen.

____

____

____

Aufgabe 31.8

➤ PH 31.12

Schielen

Ordnen Sie die Übersetzungen und Definitionen korrekt zu.

A) Begleitschielen	C) Strabismus incomitans	E) Augenmuskellähmung bedingtes Schielen, das in jedem Alter auftreten kann.
B) Lähmungs-schielen	D) Strabismus concomitans	F) Häufigste Form, der Schielwinkel ist in alle Blickrichtungen in etwa gleich groß. Zugrunde liegen meist Augenfehler, insbesondere eine höhergradige Weitsichtigkeit

Lösung: ____________________

Pflege von Menschen mit Hals-Nasen-Ohren-Erkrankungen

➢ PH 32.1.1

Aufgabe 32.1

Beobachten, Beurteilen und Intervenieren

Tragen Sie zu den genannten Bereichen Ihre grundsätzlichen Überlegungen zur Pflege ein, ohne das konkrete Krankheitsbild zu kennen. Denken Sie an das Fachgebiet und mögliche Erkrankungen – hier ist es aber wichtig, übergeordnete Aspekte zu erkennen, die bei allen Patienten mit HNO – Erkrankungen /Operationen gültig sind.

Atmung

___

___

Ernährung

___

___

Haut

___

___

Kommunikation (v. a. Sprechstörungen/Hörgeräte)

___

___

___

___

Bewusstsein

___

___

Aufgabe 32.2

➢ PH 32.1.2

Applikation von Nasentropfen

Welche Regeln, neben den hygienischen Vorgaben, müssen Sie bei der Applikation von Nasentropfen einhalten (was soll der Patient in welcher Reihenfolge tun)?

Was ist anders, wenn es sich um eine Nasensalbe handelt?

Aufgabe 32.3

➢ PH 32.1.5

Pflege bei Nasenoperationen

Was raten/sagen Sie einem Patienten nach einer Operation an der Nase, wenn er Sie über eine Nachblutungsgefahr befragt?

Aufgabe 32.4

➢ PH 32.2.2

Schwerhörigkeit

Welche beiden Formen der Schwerhörigkeit werden grundsätzlich unterschieden? Welcher Mechanismus steckt dahinter? Tipp: Es geht um Leitung und Empfindung.

1.

2.

> PH 32.5.3

Aufgabe 32.5

Erkrankungen der Nasennebenhöhlen

Übersetzen die folgenden Fachbegriffe.

Akute Sinusitis	
Pansinusitis	
Sinusitis maxillaris	
Sinusitis frontalis	
Sinusitis ethmoidalis	
Sinusitis sphenoidalis	

> PH 32.6.1

Aufgabe 32.6

Tonsillektomie: Entlassungsberatung

Was empfehlen Sie einem Patienten nach einer Tonsillektomie, der heute aus der Klinik nach Hause entlassen wird?

> PH 32.83 & 32.8.4

Aufgabe 32.7

Pseudokrupp & Epiglottitis

Definieren Sie die beiden Begriffe/erläutern Sie die beiden Krankheitsbilder.

Pseudokrupp

Epliglottits

____

____

Aufgabe 32.8

➢ PH 32.83, 32.8.4

Tragen Sie nun die Unterscheidungsmerkmale der beiden Krankheitsbilder in die Tabelle ein.

	Pseudokrupp	Epiglottitis
Allgemeinzustand		
Fieber		
Schluckstörung		
Halsschwellung		
Speichelfluss		
Kloßige Stimme		
Heiserkeit		
Bellender Husten		
Inspiratorischer Stridor		
Position des Kindes		
Häufiges Lebensalter		
Jahreszeit		
Rezidive		

Pflege von Menschen mit neurologischen und neurochirurgischen Erkrankungen

➢ PH 33

Aufgabe 33.1

Medizinische Fachgebiete

Womit beschäftigen sich die unten genannten medizinischen Fachgebiete? Versuchen Sie, die Erläuterung ohne Fremdworte vorzunehmen.

Neurologie

Neuorchirurgie

Neuropathologie

Aufgabe 33.2

➢ PH 33.1.2

Bebachten, Beurteilen und Intervenieren

Patienten mit neurologischen und neurochirurgischen Erkrankungen haben oft mir Einschränkungen in vielen Beriechen des täglichen Lebens zu tun. Wenngleich stets die individuelle Pflege eines jeden Patienten wichtig ist, kann man gemeinsame Prinzipien/Schwerpunkte im pflegerischen Handeln festlegen, die bei vielen dieser Patienten gleich sind. Ergänzen Sie in diesem Sinn die Tabelle.

Bereich	Beschreibung	Maßnahmen/Prinzipien/Grundsätze
Bewegung	Viele der neurologischen und neurochirurgischen Patienten sind in ihrer Bewegungsfähigkeit eingeschränkt. Bewegungseinschränkungen müssen differenziert erfasst und ihre Auswirkungen für den Patienten beurteilt werden.	
Haut	Oft benötigten Patienten aufgrund von Bewegungseinschränkungen sowie Planungs- und Handlungsschwierigkeiten Unterstützung bei der Körperpflege.	
Atmung	Bei vielen neurologischen Erkrankungen kann es durch Beeinträchtigung der Atemzentren im Gehirn oder durch Lähmung der Atemmuskulatur zu Störungen der Atmung kommen.	
Körpertemperatur	Bei zahlreichen Erkrankungen des Gehirns kann die Regulation der Körpertemperatur gestört sein. Mögliche Folgen sind z. B. starke Schwankungen der Körpertemperatur oder zentrales Fieber.	
Ernährung	Neurologische Erkrankungen können zu Schluckstörungen (Dysphagie) während allen Phasen des Schluckens führen.	
Ausscheidung	Viele Patienten, die in der Neurologie behandelt werden, haben Probleme mit der Blasen-Darm-Entleerung.	
Schlafen	Neurologische Patienten sind erkrankungsbedingt oft in ihrem Schlaf-Wach-Rhythmus gestört.	
Kommunikation	Die Kommunikationsfähigkeit kann durch eine neurologische Erkrankung auf ganz unterschiedliche Weise beeinträchtigt sein.	

➤ PH 33.2.4

Aufgabe 33.3

Lähmungen

Was ist der Unterschied zwischen den Fachbegriffen „Parese“ und „Plegie“? Versuchen Sie, eine Definition mit eigenen Worten zu geben.

Parese

Plegie

➤ PH 33.2.4

Aufgabe 33.4

Lähmungen

Ordnen Sie den Fachbegriffen auf der linken Seite der Tabelle die jeweils korrekte Beschreibung auf der rechten Seite zu. Für Fortgeschrittene: Decken Sie die rechte Seite der Tabelle ab und erläutern Sie die Begriffe frei.

Hemiparese bzw. Hemiplegie	Unvollständige bzw. vollständige Lähmung einer einzelnen Gliedmaße (Arm oder Bein)
Tetraparese bzw. Tetraplegie	Unvollständige bzw. vollständige Lähmung einer Körperhälfte (rechts oder links)
Monoparese bzw. Monoplegie	Unvollständige bzw. vollständige Lähmung beider Arme oder beider Beine
Hemiparese bzw. Hemiplegie	Unvollständige bzw. vollständige Lähmung aller vier Gliedmaßen (beide Arme und beide Beine).

➤ PH 33.2.6

Aufgabe 33.5

Ataxie

Mit dem Begriff **Ataxie** bezeichnet man einen gestörten Bewegungsablauf durch mangelhafte Koordination der Muskeln. Hauptursachen sind Schädigungen des Kleinhirns, des Rückenmarks (insbesondere der Hinterstränge) oder peripherer Nerven.
Der „Finger-Nase-Versuch“ lässt Rückschlüsse auf die gesunden oder pathologischen Bewegungsabläufe zu. Wie bezeichnet man die abgebildeten Bewegungsmuster bzw. was liegt hier vor?

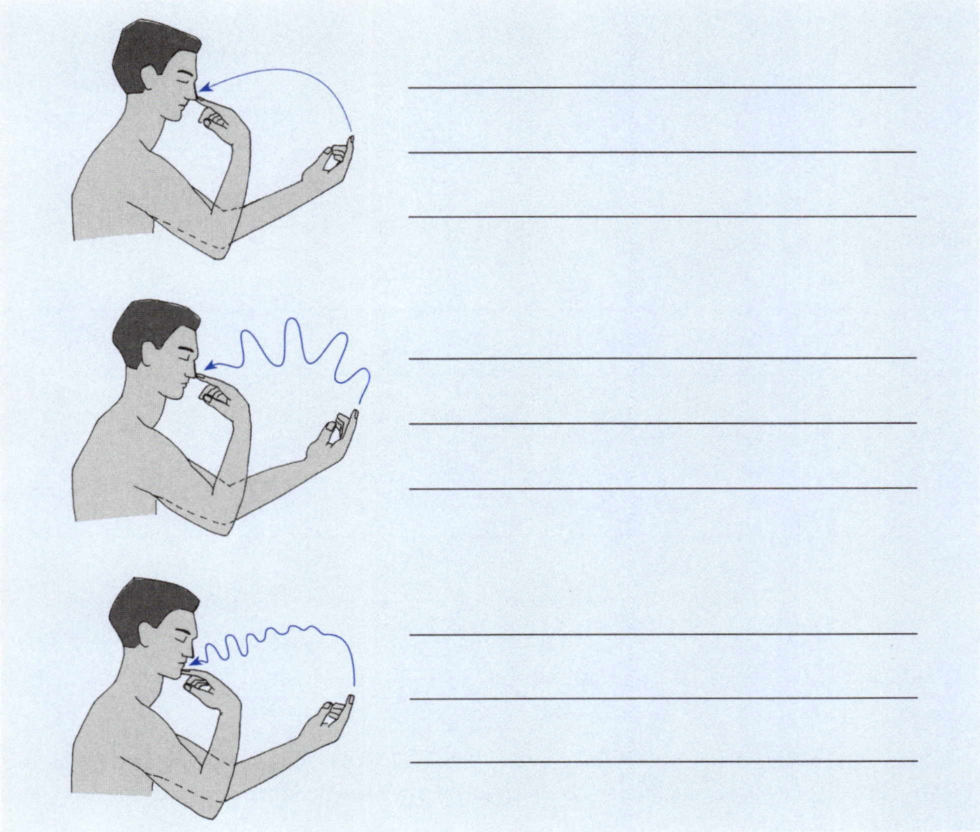

Abb. 33.1: Finger-Nase-Versuch. [A400-215]

Aufgabe 33.6

➢ PH 33.2.7

Aphasie und Werkzeugstörungen

Neben der häufigen, aber in unterschiedlichster Ausprägung auftretenden Aphasie, können weitere sog. Werkzeugstörungen vorkommen. Erläutern Sie die genannten Fachbegriffe.

Agraphie

Alexie

Akalkulie

Apraxie

Agnosie

Neglect

➢ PH 33.2.10

Aufgabe 33.7

Glasgow-Koma-Skala

Zur exakten Einstufung der Bewusstseinslage eines Patienten wird oft die „Glasgow-Koma-Skala" verwendet, bei der sprachliche und motorische Reaktionen sowie Augenöffnen des Patienten mit Punkten „benotet" werden.
Tragen Sie in die Spalte 2 der Tabelle die abgestufte Reaktion des Patienten ein, die bewertet werden kann.
Tipp: wenn man die exakte Reaktion nicht kennt, kann man die Skala auch mit eigenen Worten füllen. Hier hilft folgendes Wissen: Je höher die Punktzahl, desto „besser"/adäquater ist die Reaktion des Patienten.

Funktion	Reaktion des Patienten	Bewertung [Punkte]
Augen öffnen		4 3 2 1
Verbale Reaktion		5 4 3 2 1
Motorische Reaktion Motorische Reaktion auf Schmerzreize		6 5 4 3 2 1

Praxistransfer: Setzen Sie die Skala bei einem Patienten ein, der bewusstseinseingetrübt/-eingeschränkt ist. Besprechen Sie die Skala anschließend mit dem Praxisanleiter oder mit dem behandelnden Arzt.

Aufgabe 33.8

➢ PH 33.3.2

Assistenz bei einer Lumbalpunktion

Sie sollen die Lumbalpunktion bei einem Patienten vorbereiten. Was müssen Sie beachten? Als Hilfe sind einige übergeordnete Kriterien schon genannt:

Material

___

___

___

Labor

___

___

___

Information des Patienten

___

___

___

Sonstiges

___

___

___

Pflege von Menschen mit psychischen Erkrankungen

➢ PH 34.1

Aufgabe 34.1

Kernelemente der Pflege in der Psychiatrie

Kernelemente der Pflege in der Psychiatrie können sein: Beziehungsgestaltung und Soziotherapie. Erläutern Sie diese Begriffe mit eigenen Worten aber aus fachlicher Perspektive (was ist mit diesen Begriffen gemeint?).

Beziehungsgestaltung

___

___

___

Soziotherapie

___

___

___

Haben Sie mit diesen pflegerischen/therapeutischen Schwerpunkten schon in Ihrem Praxiseinsatz Kontakt gehabt? Können Sie konkrete Beispiele dafür nennen?

➢ PH 34.1.1

Aufgabe 34.2

Aufnahme in der Psychiatrie

In der Tabelle sehen Sie mehrere Bereiche, die beim Erstkontakt mit dem Patienten von Bedeutung sein können. Tragen Sie in die Spalte drei die konkreten Maßnahmen ein, die Sie von Ihrem Praxiseinsatz in der Psychiatrie kennen. Falls Sie dort noch nicht eingesetzt waren, tragen Sie Ihre „Idealvorstellungen“ ein (wie sollte es sein?).

Maßnahme	Beispiel
Die Selbstständigkeit des Patienten fördern	
Eine dem Patienten hilfreiche Umgebung schaffen	
Den Patienten unterstützen	
Für den Patienten etwas erledigen	

Aufgabe 34.3

➢ PH 34.1.2

Patientenbeobachtung

Im Unterschied zur somatischen Pflege werden bei der Patientenbeobachtung in der Psychiatrie andere Schwerpunkte gesetzt. Worauf sollten Sie bei Patienten in der Psyhiatrie besonders achten? Geben Sie mindestens fünf Aspekte an.

➢ PH 34.1.2

Aufgabe 34.4

Subjektivität von Beobachtungen

Beobachtungen sind *subjektiv*. Ob z. B. ein Patient auf eine Pflegekraft einen unruhigen Eindruck macht oder nicht, hängt auch von deren Temperament und ihrer momentanen Befindlichkeit ab. Gleichzeitig haben die Beobachtungen teils große Bedeutung für den Kranken. Zunehmende Unruhe kann z. B. als Hinweis auf eine Zustandsverschlechterung gewertet werden, so dass der Patient keinen Ausgang erhält oder seine Medikation verändert wird.
Wie können Sie die Subjektivität der Beobachtungen minimieren?

➢ PH 34.1.3

Aufgabe 34.5

Pflegesysteme in der Psychiatrie

Im Kapitel 3.3.3 *Pflege Heute* wurden verschiedene Pflegesysteme vorgestellt. Welches Pflegesystem eignet sich Ihrer Meinung nach am besten für die psychiatrische Pflege? Begründen Sie Ihre Aussage.

Pflegesystem

Begründung

Aufgabe 34.6

➤ PH 34.2.2

Orientierungsstörungen

Die Einteilung von Orientierungsstörungen finden Sie in der Tabelle. Geben Sie zunächst eine Definition der jeweiligen Orientierungsstörung an (Spalte 2). Wie äußert sich dieses beim Patienten (Spalte 3)? Was könnte die Ursache dafür sein (Spalte 4)?

Störung der …	Definition	Klinik	Ursache (Bsp.)
… zeitlichen Orientierung			
… örtlichen Orientierung			
… situativen Orientierung			
… Orientierung zur eigenen Person			

Aufgabe 34.7

➤ PH 34.2.5

Denkstörungen

Erläutern Sie den Unterschied zwischen formalen und inhaltlichen Denkstörungen.
Formale Denkstörungen

____

____

Inhaltliche Denkstörungen

____

____

Kennen Sie Beispiele dieser verschiedenen Arten von Denkstörungen?

➢ PH 34.16

Aufgabe 34.8

Suizidgefahr

Nennen Sie mindestens vier Warnsignale, die bei einem Patienten in der Psychiatrie auf einen drohenden Suizid hinweisen können.

Wie reagieren Sie, wenn Sie eines oder mehrere dieser Anzeichen bei einem Patienten beobachten?

Grundlagen der Anästhesiologie und Anästhesiepflege

Aufgabe 35.1

➢ PH 36.1.1

Grundbegriffe

Was bedeutet eigentlich das Wort „Anästhesie“ (wörtliche & medizinisch – erweiterte Übersetzung)?

____

____

Was meinen die Kolleginnen und Kollegen in der Klinik, wenn sie von „der Anästhesie“ sprechen?

____

Aufgabe 35.2

➢ PH 36.1.2

Anästhesiepflege

In der Anästhesieabteilung tätige Pflegekräfte betreuen gemeinsam mit dem Anästhesisten den Patienten unmittelbar vor, während und unmittelbar nach der Anästhesie. Welche Aufgaben (-bereiche) sind hier zu nennen?

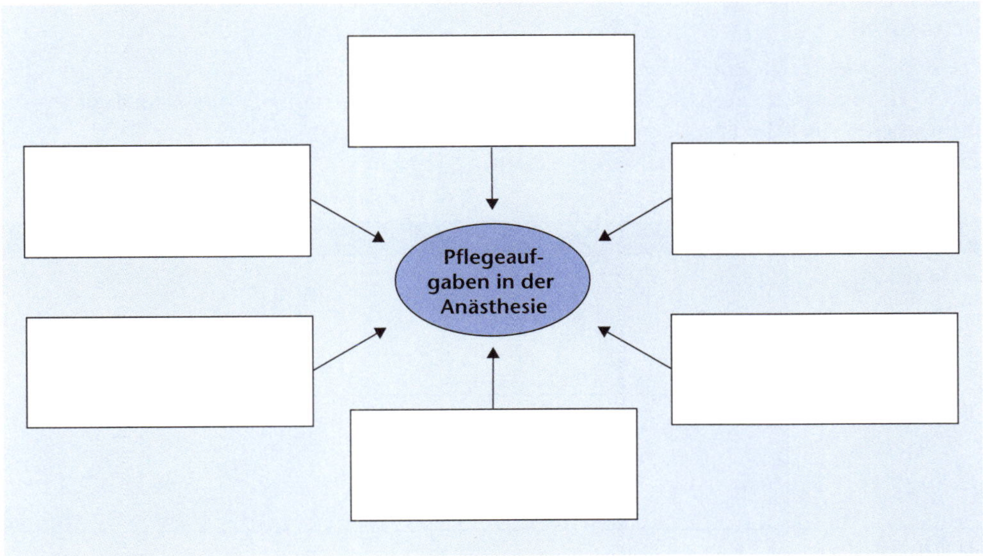

Abb. 36.1: Pflegeaufgaben in der Anästhesie.

➢ PH 36.2.1

Aufgabe 35.3

Drei Pfeiler der Anästhesie

Auf der Abbildung sehen Sie die so genannten „drei Pfeiler der Anästhesie“. Was ist damit gemeint und welches Ziel haben diese drei Bereiche?

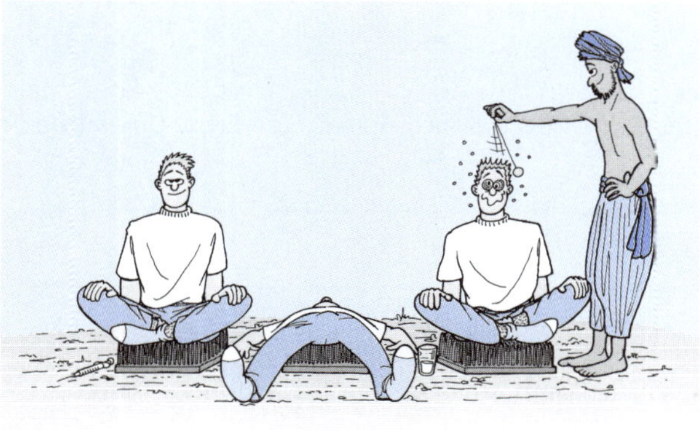

Abb. 35.2: Drei Pfeiler der Anästhesie. [L116]

1. Säule: ______________________ Ziel: ______________________

2. Säule: ______________________ Ziel: ______________________

3. Säule: ______________________ Ziel: ______________________

➢ PH 36.2.2

Aufgabe 35.4

Narkosetiefe

Die Narkosetiefe *(Tiefe einer Allgemeinanästhesie)* lässt sich modellhaft anhand des Guedel-Schemas in vier Stadien einteilen. Dieses lang bewährte und nach wie vor im Einsatz befindliche Instrument sehen Sie hier abgebildet.
Erläutern/definieren Sie die Merkmale der einzelnen Phasen.

Stadium	Merkmale
I Analgesie	
II Exzitation	
III Toleranz	
IV Intoxikation	

Aufgabe 35.5

➢ PH 36.4.1

Wandanschlüsse und Farben

Die Wandsteckkupplungen für Sauerstoff, Druckluft, Lachgas und Vakuum sind farblich kodiert und haben spezielle Steckerformen, die Verwechslungen beim Anschließen verhindern.
Tragen Sie in die Tabelle das jeweilige Gas ein, das mit den DIN Farben kodiert ist.

	DIN
	blau sechseckiger Stecker
	gelb viereckiger Stecker
	grau runder Stecker
	weiß viereckiger Stecker

DIN ist eine deutsche Norm – kennen Sie auch die Farben der Europanorm dieser Anschlüsse?

Aufgabe 35.6

➢ PH 36.6

Checklisten für den Anästhesiearbeitsplatz

Vor jeder Anästhesie müssen alle Geräte auf Funktionstüchtigkeit, das Instrumentarium auf Vollständigkeit und Funktionstüchtigkeit und die Arzneimittel und Infusionslösungen auf Vollständigkeit und Verfallsdatum kontrolliert werden. Meist sind die Pflegenden mit dieser Aufgabe betraut, der Anästhesist trägt jedoch letztlich die Verantwortung.
Tragen Sie die zu prüfenden Elemente in die Tabelle ein. Als Hilfe ist in jeder Spalte ein Element vorgegeben.
Bei der Bearbeitung der Spalten „Arzneimittel“ und „Notfallmedikamente“ sollten Sie bei den aufgeführten Wirkstoffen/Handelspräparaten natürlich auch die wichtigsten Wirkungen/Nebenwirkungen kennen.

Geräteprüfungen	Instrumentarium	Überwachung/Monitoring	Infusion, Injektion, Transfusion	Arzneimittel	Notfallmedikamente
Überwachungsmonitore: Sind die Monitore startbereit?	Atemmasken in allen Größen	Stethoskop	Spritzen aller Größen	Injektionsanästhetika	Antihypertensiva

Aufgabe 35.7

➤ PH 36.10

Betreuung nach der Narkose

Sie sollen einen Patienten aus dem Operationsbereich in den Aufwachraum übernehmen. Was müssen Sie den Anästhesisten unbedingt fragen?

Aufgabe 35.8

➤ PH 36.11

Narkosezwischenfälle

Narkosezwischenfälle, wie z. B. ein Herz-Kreislauf-Stillstand mit schwerer zerebraler Funktionsstörung des Gehirns durch Hypoxie, haben häufig menschliches Versagen als Ursache, also Fehler des ärztlichen und pflegerischen Personals. Was ist damit gemeint? Nennen Sie drei Beispiele.

Pflege im OP

➢ PH 37.1.1

Aufgabe 36.1

Unreiner und reiner Bereich

Warum spricht man in Operationsabteilungen vom „reinen“ und „unreinen“ Bereich? Was hat es damit auf sich? Erläutern Sie diese Begriffe.

Reiner Bereich:

____

____

____

Unreiner Bereich:

____

____

____

➢ PH 37.1.2

Aufgabe 36.2

Aufgabenbereiche im OP

In Operationsabteilungen fallen für das Pflegepersonal verschiedene Aufgaben an. Diese sind in der unten stehenden Tabelle in verschiedene Bereiche aufgeteilt. Erläutern Sie stichpunktartig diese Aufgabenbereiche.

Aufgabenbereich	Erläuterung
Instrumentation	
Springertätigkeit	
Lagerung	

Aufgabe 36.3

➤ PH 37.1.3

Hygiene im OP

Nach der *hygienischen Händedesinfektion* beim Einschleusen sind zwar die sog. *Anflugkeime* auf den Händen (d. h. die Keime, die sich z. B. nach einem Patientenkontakt vorübergehend dort befinden) weitgehend vernichtet, doch reicht dies für die hygienischen Belange einer Operation nicht aus. Hände und Unterarme müssen vor einer Operation nochmals gesondert gewaschen und desinfiziert werden **(chirurgische Händedesinfektion),** um die Keime der hauteigenen physiologischen Keimflora *(residente Keimflora)* abzutöten.

Diese spezielle Reinigung wird in drei Phasen unterteilt. Tragen Sie die wichtigsten Merkmale (stichpunktartig) jeder Phase in die Tabelle ein.

Phase	Beschreibung
Vorbereitung	
Waschen	
Hautdesinfektion	

Aufgabe 36.4

➤ PH 37.1.3

Anziehen steriler Handschuhe – praktische Übung

Bringen Sie die Handlungskette in die richtige Reihenfolge. Besorgen Sie sich dazu aus der Schule/von der Station ein paar Handschuhe. Diese müssen für Übungszwecke nicht steril sein, sollten aber am Bündchen/Handgelenk umzukrempeln sein.

1) Unter die Umschlagfalte des zuerst angezogenen Handschuhs greifen und den Rand des Handschuhs richtig über den Kittelbund ziehen.
2) Dann wird der Handschuh knapp über den Kittelbund am Arm (Handschuh bleibt umgestülpt) gezogen.
3) Jetzt fährt man mit der zweiten Hand hinein und zieht den Rand des Handschuhs mit der behandschuhten Hand über den Kittelbund am Arm.
4) Man fasst den Handschuh am umgestülpten Bereich (der später am Handgelenk anliegen, also unsteril sein wird) an.
5) Dann fasst man mit der behandschuhten, sterilen Hand unter die Umstülpung des anderen Handschuhs (berührt also nur den später sterilen Teil).
6) Jetzt schlüpft man mit der anderen Hand hinein.

➢ PH 37.1.3

Aufgabe 36.5

Allgemeine Verhaltensregeln in Operationsabteilungen

Einige allgemeine Verhaltensregeln sind in jeder Operationsabteilung, unabhängig von der Klinik, vom Ort oder vom Fachgebiet, immer gleich. Nennen Sie diese.

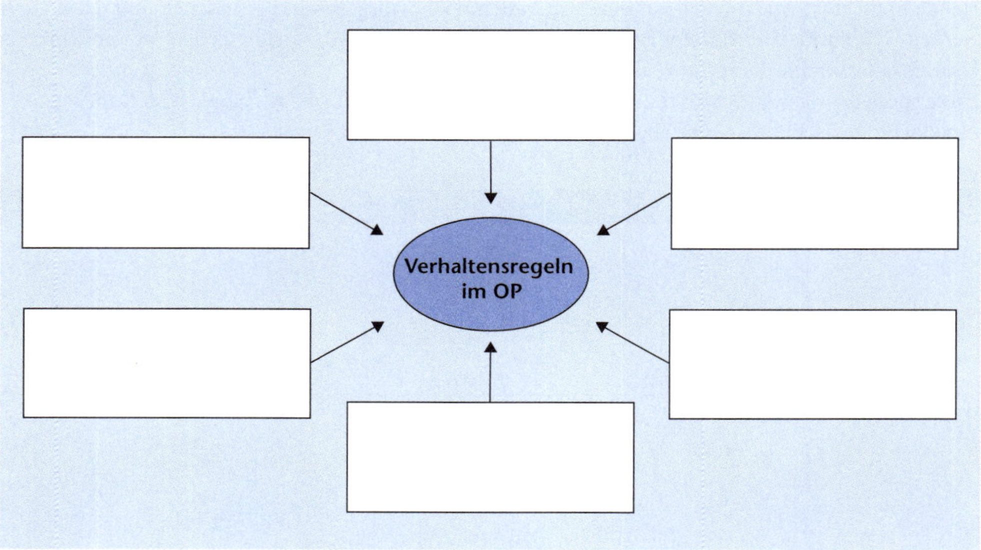

Abb. 36.1: Allgemeine Verhaltensregeln im OP.

➢ PH 37.2.2

Aufgabe 36.6

Lagerung im OP

Welche der beiden Lagerungen auf der Abbildung ist die korrekte? Warum?

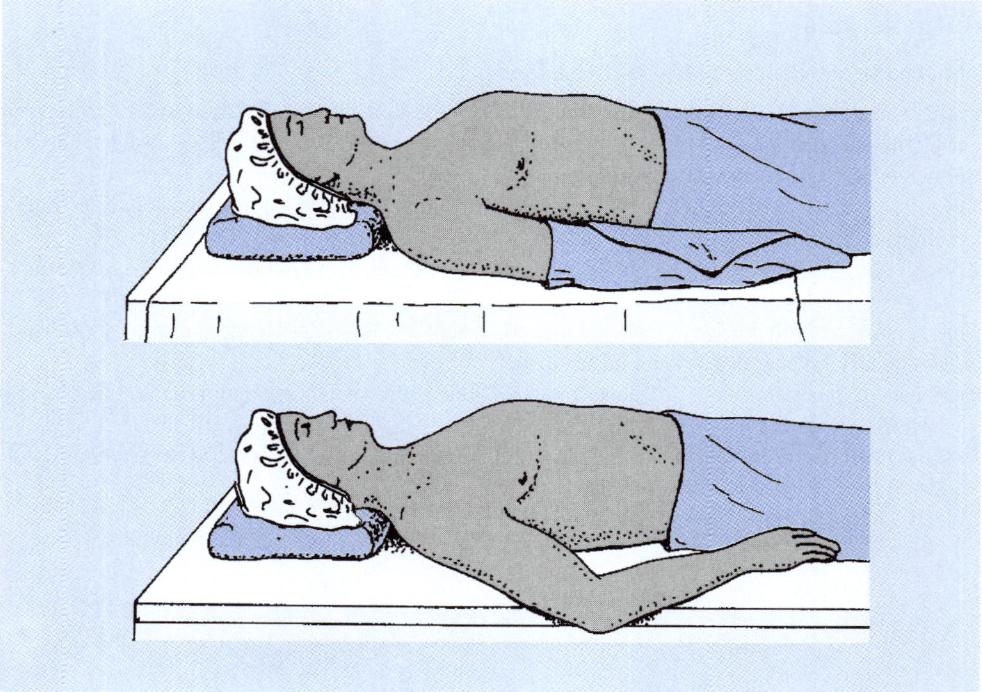

Abb. 36.2: Lagerung im OP. [A300-190]

Aufgabe 36.7

➢ PH 37.2.2

Lagerungen im OP

Benennen Sie die unten abgebildeten Lagerungen und geben Sie jeweils eine oder mehrere (OP-) Indikation(en) an.

Lagerung		Indikation
	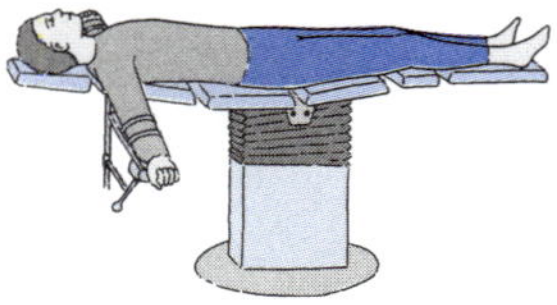	
	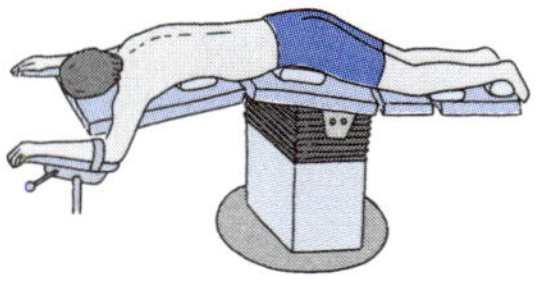	
	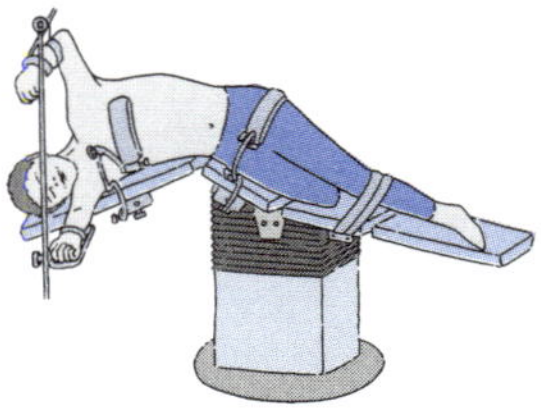	
	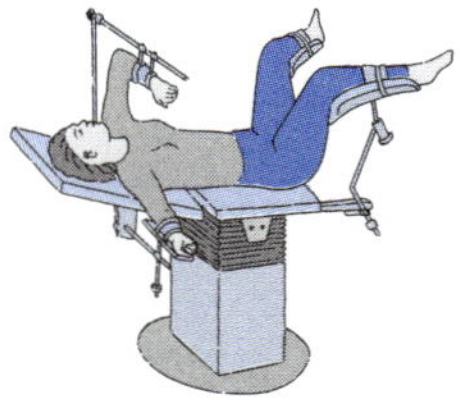	
	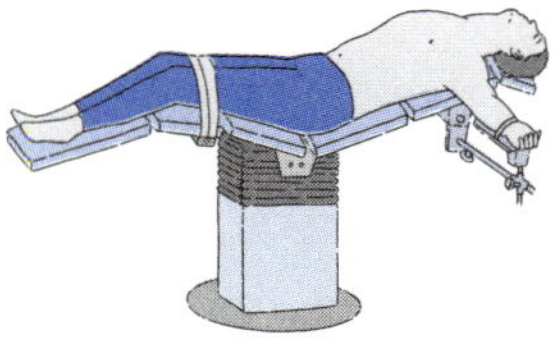	
	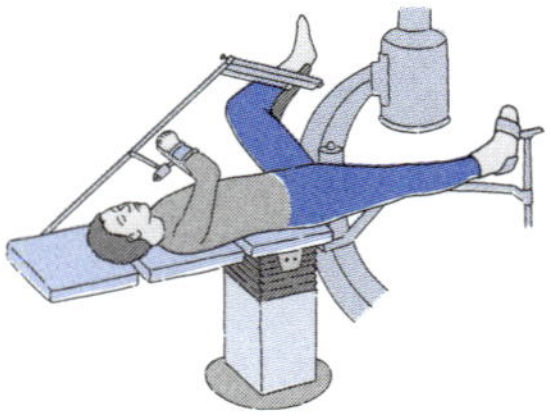	
	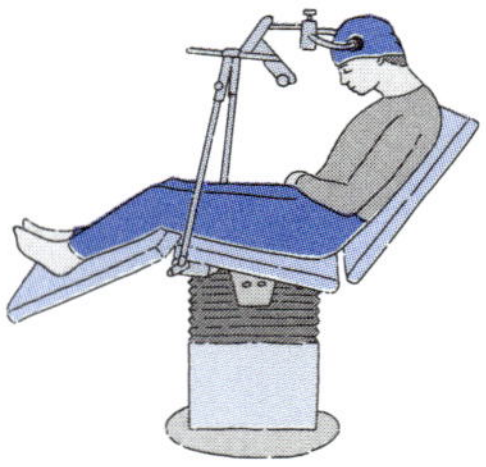	

Abb. 36.3: Lagerung und Indikationen. [A300-190]

➢ PH 37.2.2

Aufgabe 36.8

Blutsperre und Blutleere

Zur Verbesserung der Übersicht im OP-Gebiet und zur Minimierung von Blutverlusten wird bei Operationen im Bereich der Extremitäten häufig eine *Blutsperre* oder eine *Blutleere nach Esmarch* verwendet. Was ist der Unterschied?

Blutsperre:

____

____

Blutleere:

____

____

Kapitel 37 – Grundlagen der Intensivmedizin und Intensivpflege

Aufgabe 37.1

➢ PH 38.1.1

Aufgaben in der Intensivpflege

Beschreiben/benennen Sie die (Haupt-)Aufgaben der Intensivmedizin und Intersivpflege.

___

___

Haben Sie bei Ihren Praxiseinsätzen bereits Kontakt mit Intensivpflegeeinheiten gehabt? Hatten Sie dort mit diesen Aufgabenberiechen zu tun? Diskutieren Sie Ihre Erfahrungen (positive & schwierige) mit Ihrem Anleiter/einem Mitschüler.

Aufgabe 37.2

➢ PH 38.1.1

Spezialisierungen von Intensivstationen

Je größer ein Krankenhaus oder eine Klinik ist, desto eher findet man differenzierte bzw. spezialisierte Intensivstationen. Welche Spezialisierungen sind Ihnen bekannt?

___

___

___

___

___

Aufgabe 37.3

➢ PH 38.1.2

Auszubildende auf der Intensivstation

Falls Sie während eines Praxiseinsatzes auf einer Intensivstation eingesetzt werden, sollten Sie die speziellen Lernangebote dieser Abteilung nutzen. Welche Lernangebote existieren für Sie auf einer Intensivpflegeeinheit?

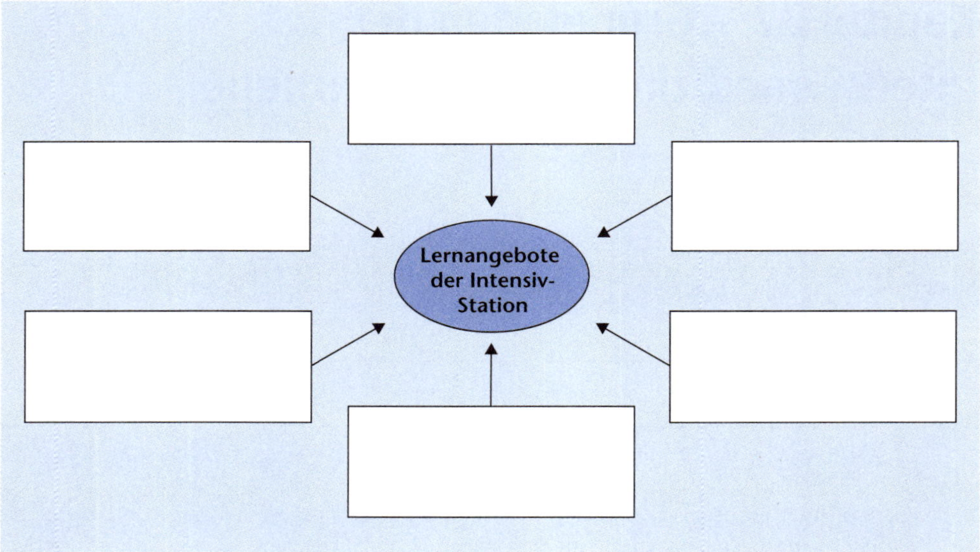

Abb. 37.1: Lernangebote einer Intensivstation.

➢ PH 38.1.4

Aufgabe 37.4

Räumliche Ausstattung

In der Abbildung sehen Sie den Grundriss einer Intensivstation. Planen Sie (evtl. auch zu zweit) „Ihre" Intensivstation und benennen die einzelnen Räumlichkeiten.

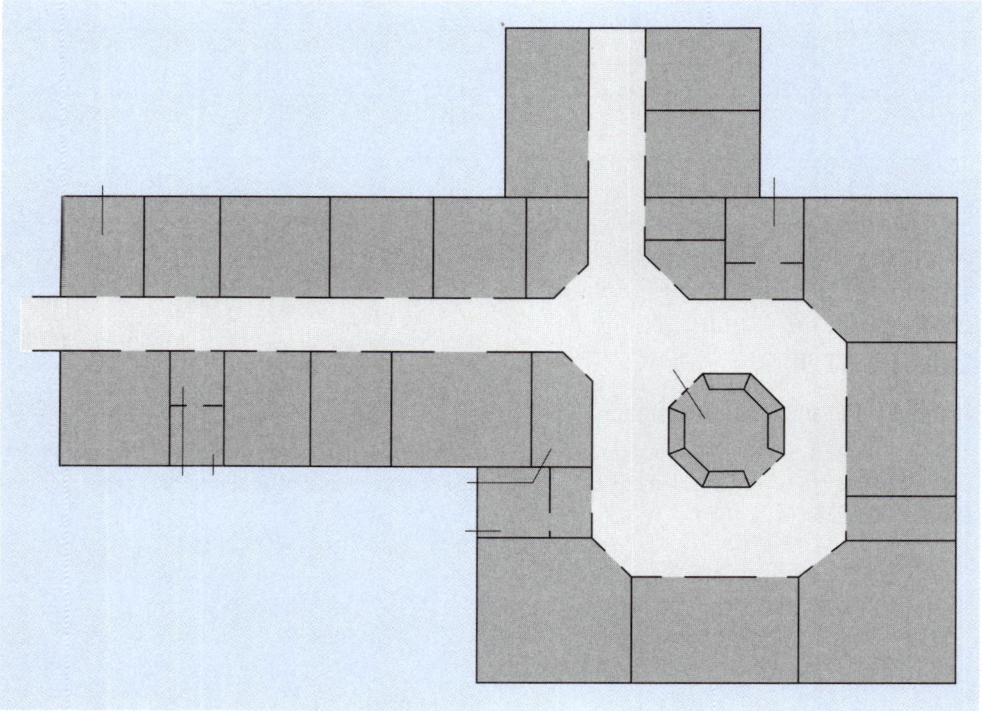

Abb. 37.2: Mögliche Raumaufteilung einer Intensivstation. [W195]

Aufgabe 37.5

➢ PH 38.1.2

Situation der Pflegenden

Warum ist die Situation der Pflegenden auf einer Intensivstation eine besondere? Anders gefragt: Welche besonderen Faktoren haben Einfluss auf die Situation der Pflegenden?

____

____

Was kann man (individuell, als Team, als Organisation) tun, um die Belastungen aufzuarbeiten/zu kompensieren?

____

____

Aufgabe 37.6

➢ PH 38.2.1

Patientenbeobachtung

Hier finden Sie bestimmte Überwachungskriterien, die im Rahmen der Intensivpflege eine besondere Rolle spielen. Warum sind diese Kriterien, neben zahlreichen Weiteren, in der Intensivpflege besonders bedeutsam?

Beobachtung des Bewusstseins

____

____

____

Beobachtung des Verhaltens

____

____

____

Beobachtung von Mimik und Gestik

____

____

____

Beobachtung der Haut

Falls Sie die Beobachtung der **Vitalzeichen** als zentrales Kriterium hier vermissen: Lesen Sie das Kapitel „Monitoring“ in *Pflege heute* durch (38.2.2).

➢ PH 38.2.2

Aufgabe 37.7

Monitorüberwachung

Zeichnen Sie auf der Abbildung die korrekte Position der Elektroden ein, die bei der einfachen „Dreipunkt-Variante“ zur Überwachung der Herzfrequenz genutzt werden kann.

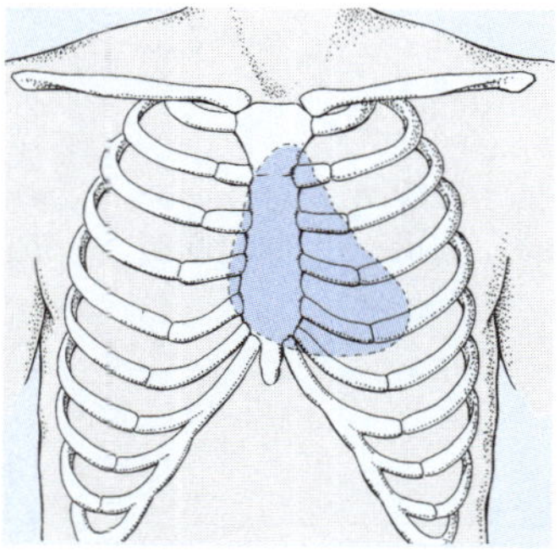

Abb. 37.3: Position der Elektroden zur Herzfrequenzüberwachung. [A400-190]

➢ PH 38.2.2

Aufgabe 37.8

Herzschrittmacher

Bei Patienten mit einem Herzschrittmacher reicht das „normale“ Monitoring nicht aus. Warum nicht?

Wie kann die Herzfrequenz bei diesen Patienten sicher ermittelt und überwacht werden?

Lösungen

Kapitel 1

Aufgabe 1.1

Abhängigkeiten können in den folgenden Bereichen erkannt werden: Gene, Umwelt, Endlichkeit des Lebens. Zur weiteren Diskussion kann auf das Kapitel 1.1.1 verwiesen werden.

Aufgabe 1.2

Reflexion: Nachdenken über sich, andere oder anderes, z. B. die Natur, die Art und Weise des gesellschaftlichen Zusammenlebens oder den Sinn des Lebens. Dies führt zu Annahmen über den Gegenstand des Nachdenkens und zugleich zu Erkenntnissen über die eigene Persönlichkeit. Das „Ich-denke-über-…-nach" ist Voraussetzung einer Beziehung zu sich und zu anderen.
Menschenbild: Vorstellung von dem, was den Menschen als Mensch ausweist und ihn von Steinen, Pflanzen und Tieren unterscheidet. Aus dieser Anschauung heraus resultiert das Handeln im menschlichen Miteinander.
Weitere Informationen zu Menschenbildern finden sich in *Pflege Heute* 1.1.2

Aufgabe 1.3

Diskussionsaufgabe ohne erwartete Ideallösung. Alle ergänzenden Texte zu dieser Aufgabe finden sich in *Pflege Heute* 1.1.1

Aufgabe 1.4

Individuelles Menschenbild: Jeder Mensch entwickelt, ohne darüber nachzudenken, ein Bild davon, was der Mensch ist. Das **individuelle Menschenbild** ist von Mensch zu Mensch verschieden, weil jeder durch seine persönliche Entwicklung, durch Werte und Normen sowie vielfältige Einflüsse unterschiedlich geprägt ist.
Naturwissenschaftliches Menschenbild: Hier wird der Mensch auf das Schema „Ursache und Wirkung" reduziert. Sowohl der menschliche Körper als auch seine Handlungen werden hierdurch erklärbar und ggf. beeinflussbar: Die naturwissenschaftliche Medizin führt Krankheiten auf bestimmte Ursachen, z. B. Gen- bzw. Zelldefekte, zurück.
Sozialwissenschaftliches Menschenbild: Der Mensch ist ein soziales Wesen, d. h. er ist – zumindest im Kindesalter – auf andere angewiesen und lebt darüber hinaus meist in Gemeinschaft mit anderen Menschen. In den verschiedenen Lebenswelten wie Elternhaus, Freundeskreis, Arbeitsstätte usw. lernt der Mensch über die Sprache die jeweiligen Regeln, Werte und Erwartungsanforderungen kennen
Das **philosophische Menschenbild** betrachtet zum einen die Fähigkeit des Menschen, seinem Leben einen Sinn zu geben, und zum anderen, durch sein Handeln diesem Lebenssinn zu entsprechen.
Ein **theologisches Menschenbild**– unabhängig von einer konkreten Glaubensrichtung – geht davon aus, dass der Mensch seine letztendliche Bestimmung nicht in Beweiszusammenhängen, sondern im Glauben findet.
Weitere, ausführlichere Informationen zu dieser Aufgabe finden sich im Kapitel 1.1.2 *Pflege Heute.*

Aufgabe 1.5

Ethik beschäftigt sich mit der unterschiedlichen Lebensgestaltung des Menschen und der Art und Weise, wie das menschliche Miteinander geregelt ist oder geregelt werden kann. Ethik thematisiert demnach einerseits das gute Handeln innerhalb der persönlichen Lebensvorstellungen von einem erfüllten Leben und andererseits die Organisation und Ausrichtung des Zusammenlebens von Menschen in speziellen Kontexten.
Ethisch hingegen sind alle Denkvorgänge eines Menschen, der Gutes beabsichtigt und danach fragt, ob er das, was er machen möchte, auch umsetzen soll. Ein *Mensch handelt ethisch,* wenn er seine Einstellungen zu sich und zu anderen Menschen, Dingen und Vorgängen hinterfragt. Eine derartige *Selbstreflexion* ist ein Prüfstein, durch den das eigene Tun und Lassen gerechtfertigt wird.

Aufgabe 1.6

Auf der Gemeinwohlebene steht das Selbstbestimmungsrecht des Patienten *(Autonomie-Prinzip)* im Gegensatz zum allgemeinen Regelwissen, d. h., was im Allgemeinen der Gesundheit des Patienten nützlich ist *(Nonmaleficence-Prinzip).* Soll P. dem Wunsch des Patienten nach einem Nachtstuhl oder der Funktionsnorm Steckbecken entsprechen? Um in der direkten Pflege verantwortlich zu handeln, müssen Pflegende zwischen konkurrierenden Normen ab-

wägen. Durch eine rationale Auseinandersetzung kann die Handlungsoption bestimmt werden, die das Beste für den Patienten und die Sache darstellt.
Weitere Informationen: *Pflege Heute* 1.4

Aufgabe 1.7

Unterste Tabellenzeile von links nach rechts: Lebenserhaltung; Lebensbewältigung; situative Kompensation; entwicklungsfördernde Prävention; Sterbebeistand (Trauerbewältigung).

Aufgabe 1.8

P = Plan = Festlegung, wie ein Ablauf geplant und geregelt ist (Qualitätskriterien und Überprüfungsinstrumente
D = Do = Umsetzung des im Plan Formulierten in die Routine
C = Check = Überprüfung des Durchgeführten am Soll-Ist; ggf. neuen Interventionsplan erstellen
A = Act = Erneute Ausführung mit verändertem Plan oder korrigiertem Do

Kapitel 2

Aufgabe 2.1

Die **Geschichte der Pflege** ist so alt wie die Geschichte der Menschen selbst. Die Wurzeln der ersten Beschreibungen von Heilrezepten, von „Rhythmen, die sich positiv auf einen Menschen auswirken", gehen bis weit vor unsere Zeitmessung zurück. Bei den Griechen, den Römern, überall finden sich Zeugnisse, die auf pflegerische und medizinische Inhalte zurückgeführt werden können. Dabei gab es anfänglich keine Trennung zwischen Heilkunst und Pflege.

Aufgabe 2.2

1836 gründen *Friederike Fliedner* und ihr Mann, der protestantische Geistliche *Theodor Fliedner*, in Kaiserswerth den „Evangelischen Verein für christliche Krankenpflege", um den zunehmenden sozialen Problemen der Industrialisierung zu begegnen. Die **Kaiserswerther Diakonie** umfasste eine protestantische Krankenpflegeschule, die erstmals eine theoretische und eine praktische Ausbildung für die Krankenpflege vorsah. Die „Diakonissinnen" lebten gemeinsam und stammten meist aus gutem Hause.

Aufgabe 2.3

May: Mediziner; 1781: Initiierung einer ersten „Ausbildung" im Bereich der Pflege; er gründet eine Krankenwärterschule, die eine dreimonatige Ausbildung zur Berufsausübung vorsieht
Fliedner: s. o. (2.2)
Nightingale: Mitte des 19. Jh; Grundstein für die Pflege als eigene Profession (Aufzeichnungen von Fl. Nightingale). Sie können auch als Anstoß für die Entwicklung der Pflege als Wissenschaft gesehen werden. Nightingale suchte als Erste nach wissenschaftlichen Beweisen für die von ihr bei der Pflege britischer Soldaten im Krimkrieg beobachteten Phänomene. Dabei erkannte sie, dass die genaue Aufzeichnung und Messung der Ergebnisse pflegerischer und medizinischer Betreuung ungeheuer wichtig für die Entwicklung effizienter Betreuung und Behandlung kranker Menschen ist.

Aufgabe 2.4

Agnes Karll (1868 – 1927) ist die Erste, die in Deutschland eine Berufsorganisation in der Pflege gründet. 1903 initiierte sie in Berlin die *„Berufsorganisation der Krankenpflegerinnen Deutschlands sowie der Säuglings- und Wohlfahrtspflegerinnen (BO)"*, aus der der DBfK (Deutscher Berufsverband für Pflegeberufe) hervorging.

Aufgabe 2.5

A = Fachkompetenz; B = Methodenkompetenz; C = Sozial-Kommunikative Kompetenz; D = Personalkompetenz (= Humankompetenz)

Aufgabe 2.6

Bei genanntem Beispiel könnte die *Fachkompetenz* beim Wissen und Einhalten der korrekten Pflegetechnik & Hygienegrundsätze liegen. Die *sozial-kommunikative Kompetenz* kann in der Interaktion (verbal, non-verbal) mit dem Patienten sichtbar gemacht werden. *Methodenkompetenz* ist gleichzusetzen mit Problemlösungskompetenz – hier also die korrekte Reihenfolge unter Beachtung individueller und allgemeiner Bedürfnisse und Abläufe (beinhaltet auch das richtige Setzen von Prioritäten). *Personalkompetenz* kann erfahrbar werden, wenn man sein eigenes Handeln reflektiert, Grenzen und Entwicklungsmöglichkeiten sieht und diese benennen kann.

Aufgabe 2.7

	Gesetzliche Grundlage der Ausbildung und Prüfung	Dauer der Ausbildung	Berufsbezeichnung
Gesundheits- und Krankenpflege	Ausbildungs- und Prüfungsverordnung für die Berufe in der Krankenpflege (KrPflAPrV) vom 10. 11. 2003	3 Jahre	Gesundheits- und Krankenpfleger Gesundheits- und Krankenpflegerin
Gesundheits- und Kinderkrankenpflege	Ausbildungs- und Prüfungsverordnung für die Berufe in der Krankenpflege (KrPflAPrV) vom 10. 11. 2003	3 Jahre	Gesundheits- und Kinderkrankenpfleger Gesundheits- und Kinderkrankenpflegerin
Gesundheits- und Krankenpflegehilfe	Landesrechtlich geregelte schulische Ausbildung an Berufsfachschulen für Krankenpflegehilfe	1 Jahr	Gesundheits- und Krankenpflegehelfer Gesundheits- und Krankenpflegehelferin
Altenpflege	Ausbildungs- und Prüfungsverordnung für den Beruf der Altenpflegerin und des Altenpflegers (Altenpflege-Ausbildungs- und Prüfungsverordnung – AltPflAPrv) vom 26. 11. 2002, zuletzt geändert durch Artikel 5 des Gesetzes vom 23. 03. 2005	3 Jahre	Altenpfleger Altenpflegerin
Altenpflegehilfe	Landesrechtlich geregelte schulische Ausbildung an Berufsfachschulen oder Fachschulen. Nur in Hamburg handelt es sich um einen Bildungsgang im Rahmen einer dualen Ausbildung nach dem Berufsbildungsgesetz	Die Ausbildung dauert in Vollzeit in der Regel 1 Jahr. In Schleswig-Holstein und Mecklenburg-Vorpommern dauert sie 1 $^1/_2$ Jahre, in Hamburg (duale Ausbildung) 2–3 Jahre	Altenpflegehelfer Altenpflegehelferin

Aufgabe 2.8

Eine **Weiterbildung** in der Pflege schließt sich an die grundständische Ausbildung an, um sich für eine entsprechende Tätigkeit oder ein berufliches Betätigungsfeld zu spezialisieren. Hier sind oftmals spezielle Kenntnisse und Fähigkeiten erforderlich, die im Rahmen der Grundausbildung nicht umfassend vermittelt werden.

Während Weiterbildungen auf ein neues Aufgabengebiet vorbereiten, also in der Regel mit einem Wechsel der Position oder des Arbeitsplatzes verbunden sind, haben **Fortbildungen** die Aufgabe, die Qualifikation des Mitarbeiters an seinem Arbeitsplatz zu erhalten bzw. auszubauen. Eine Fortbildung muss jedoch nicht unbedingt ein spezifisches Pflegethema beinhalten.

Kapitel 3

Aufgabe 3.1

- Zwang der Kliniken, wirtschaftlich arbeiten zu müssen. Die Liegedauer wird zunehmend verkürzt, indem Patienten früher entlassen werden. Viele Kliniken bauen Betten ab
- Zahl der alten, insbesondere multimorbiden Menschen steigt
- Zunahme von Ein-Personen-Haushalten in kleinen Wohnungen und einem individuellen Lebensstil, so dass immer weniger Pflegebedürftige von ihren Angehörigen gepflegt werden (können)
- Zunehmende Berufstätigkeit von Frauen, die bei der Pflege ihrer Angehörigen nur noch eingeschränkt zu Verfügung stehen
- Vermehrter Wunsch von Patienten, in den eigenen vier Wänden gepflegt zu werden statt in einer ihnen fremden Klinik. Damit kommen sie dem Ziel, Kosten im Gesundheitswesen einzusparen, meist entgegen
- Wachsender Bedarf an häuslicher Kinderkrankenpflege, z. B. aufgrund von Frühgeborenen mit Behinderungen.

Aufgabe 3.2

Das Krankenhausfinanzierungsgesetz *(KHG)* regelt in Deutschland die wirtschaftliche Sicherheit und Qualität der Krankenhäuser. Es sieht eine duale Finanzierung vor.

Diagnosis Related Groups *(DRGs, Diagnose-*

bezogene Fallgruppen): Entgeltsystem für Krankenhäuser, das sich an Diagnosen, durchgeführten Maßnahmen, Nebendiagnosen, Komplikationen, Beatmungszeiten und Patientenmerkmalen (z. B. Alter, Geschlecht) orientiert.

Aufgabe 3.3

➢ Tabelle 3.4a *Pflege heute*

Aufgabe 3.4

Der Pflegeaufwand wird erfasst, um z. B.:
- Erbrachte Leistungen nachzuweisen
- Kosten für bestimmte Pflegetätigkeiten oder pro Patient zu ermitteln
- EDV-gestützte Pflegedokumentationssysteme einsetzen zu können
- Bedarf an Pflegenden zu messen und vorherzusagen
- Pflegequalität zu überprüfen, z. B. ob die geplante Maßnahme zum richtigen Zeitpunkt durchgeführt wurde
- Veränderungen im Gesundheitswesen erkennen zu können und daraus politische Entscheidungen für die Zukunft abzuleiten.

Aufgabe 3.5

- **Akutkrankenhäuser.** Behandeln Patienten mit einer akuten Erkrankung
- **Sonderkrankenhäuser.** Behandeln nur bestimmte Patientengruppen, z. B. chronisch oder psychisch Kranke. Zu dieser Kategorie gehören auch *Gefängniskrankenhäuser*
- **Langzeitkrankenhäuser.** Therapieren bestimmte Patienten, z. B. mit Querschnittlähmungen, nach Abschluss der Akutversorgung weiter. Der Schwerpunkt liegt auf der Rehabilitation
- **Krankenhausergänzende Einrichtungen.** Sind für Patienten vorgesehen, die eine teilstationäre Behandlung benötigen, z. B. Tages- oder Nachtkliniken.

Aufgabe 3.6

Ärztlicher Direktor, Pflegedirektor, Verwaltungsdirektor (➢ Abb. 3.12 *Pflege heute*)

Aufgabe 3.7

Siehe Tabelle rechts.

Aufgabe 3.8

- **Biologische Desynchronisation.** Verschiedene Körperfunktionen können dem willkürlich geänderten Zeitregime nicht folgen
- **Soziale Desynchronisation.** Schichtarbeiter sind gehindert, soziale Kontakte, Hobbies und Bildungsangebote wahrzunehmen und empfinden dies laut Umfragen als sehr belastend
- **Schlafstörungen.** Schlaf am Tag ist aus physiologischen Gründen kürzer und weniger erholsam. Das entstehende Schlafdefizit kann langfristig zu psychosomatischen Störungen führen
- **Fehlleistungen und Unfälle.** Das nicht beeinflussbare Leistungstief zwischen Mitternacht und 6 Uhr morgens führt zu Konzentrationsschwächen
- **Gesundheitsbeschwerden.** Neben den Schlafstörungen geben Nachtarbeiter häufig Appetitlosigkeit, Magenbeschwerden, innere Unruhe, Nervosität und vorzeitige Ermüdbarkeit an.

Ausgleichende Mechanismen:
- Vor der ersten Nachtwache tagsüber schlafen oder ausruhen
- Immer ausreichend schlafen (ca. acht Stunden)
- Schlafzimmer abdunkeln
- Schlafstörungen vermeiden (Telefon/Türklingel abstellen, Anrufbeantworter einschalten)
- Vor dem Schlafengehen keinen Kaffee oder schwarzen Tee trinken
- Vitaminreiche Ernährung auswählen, kleine Portionen essen, eine warme Mahlzeit während der Nacht zubereiten.
- Um nach dem Nachtdienst wieder in den „normalen" Tagesrhythmus zu kommen, helfen folgende Tipps:
  - Nach dem Nachtdienst nicht sofort ins Bett gehen, vorher frühstücken
  - Nach 4 – 5 Std. Schlaf aufstehen (Wecker stellen)
  - Am Abend evtl. Sport treiben
  - Am Abend mit Freunden verabreden und ausgehen
  - Sich ausreichend Zeit nehmen für die Umstellung.

Aufgabe 3.9

- Krankheitsbilder aller Patienten
- Untersuchungen und Eingriffe des Tages sowie das aktuelle Befinden der Patienten
- Ärztliche Anordnungen für die Nacht, z. B. Vitalzeichen kontrollieren, Medikamente/Infusionen verabreichen
- Geplante Untersuchungen und Eingriffe am kommenden Tag

Kapitel 3, Aufgabe 3.7

	Funktionspflege	Bereichspflege	Primary Nursing
Sicht des Patienten	Im Extremfall lernt der Patient für jede Tätigkeit eine neue Pflegekraft kennen; Wünsche können verloren gehen, wenn die angesprochene Pflegekraft eine andere Funktion hat („Kollege kommt gleich") oder sich der Wunsch über einen längeren Zeitraum erstreckt	Patient hat pro Schicht nur einen Ansprechpartner	Fester Ansprechpartner des Patienten für den Gesamtaufenthalt ermöglicht langfristige Absprachen; Pflege ist für den Patienten nachvollziehbar
Gültigkeit pflegerischer Entscheidungen	Im besten Fall schichtbezogen gültig	Gültig bis zum Ende der Schicht	Kontinuierlich; der Pflegeplan darf nur durch die Primary Nurse geändert werden
Reflexion – Möglichkeit, die eigene Pflege zu beurteilen und dazuzulernen	Ähnliche Tätigkeiten, bei mehreren Patienten an einem Tag ausgeführt, ermöglichen sehr schnell einen Vergleich	Verschiedene Tätigkeiten bei einem Patienten ausgeführt erleichtern es, sich in seine Lage zu versetzen, seine Belastbarkeit und Kooperationsfähigkeit abzuschätzen. Die Beurteilbarkeit endet jedoch am Ende der Schicht. Ein Vergleich von ähnlichen Tätigkeiten ist nur über einen längeren Zeitraum möglich	Das Ergebnis der gesamten Versorgung im Krankenhaus und der eigene Anteil daran können beurteilt werden. Es ergibt sich ein Gesamtbild, das am ehesten der Sicht des Patienten nahekommt
Qualifikation der Pflegenden	Es können auch Hilfskräfte eingesetzt werden. Durch das Ausführen zergliederter Einzelhandlungen kann es zum Verlust von Qualifikationen kommen	Pflegende haben die Möglichkeit zur Weiterentwicklung, indem sie immer mehr Verantwortung erhalten. Es besteht ein hoher Anspruch an die Pflegenden, da umfassende Qualifikationen und breit gefächerte Kenntnisse nötig sind	➤ Bereichspflege Insbesondere kommunikative und koordinierende Kompetenzen sind erforderlich. Umfassende Verantwortung trägt zur Selbstständigkeit bei
Zeitfaktor	Vielfach ist eine Zeitersparnis durch Routine möglich. Ggf. entstehen Zeitverluste durch erhöhten Koordinationsaufwand	Zeitersparnis ist durch Integration verschiedener Tätigkeiten in sinnvolle Abläufe möglich (z.B. Patienten unmittelbar nach Ganzwaschung einreiben, ehe er sich wieder angezogen hat)	➤ Bereichspflege Durch die kontinuierliche Zusammenarbeit entfallen zeitraubende Rückfragen
Flexibilität bei wechselnder Belegung oder Personalstärke	Es besteht die Gefahr, dass die zuletzt zu versorgenden Patienten zu kurz kommen	Innerhalb einer Schicht können Maßnahmen flexibel verschoben werden	Prioritäten können gesetzt und Maßnahmen bei Bedarf verschoben werden
Auswirkungen auf die Pflegequalität	Maßnahmen, die sich über einen längeren Zeitraum erstrecken, werden in unterschiedlicher Qualität ausgeführt und leichter vergessen	Wechselnde Schwerpunkte und unterschiedliche Pflegequalität von Schicht zu Schicht möglich	Die Qualität bei der Ausführung von Pflegemaßnahmen ist konstant. Die Zusammenarbeit mit anderen Berufsgruppen erfolgt kontinuierlich
Einarbeitung neuer Mitarbeiter, Ausbildung	Das Einüben einer neuen Tätigkeit ist in kurzer Zeit möglich (hohe Übungsfrequenz). Die (Wechsel-)Wirkungen pflegerischer oder ärztlicher Maßnahmen können nicht erlernt werden	Evtl. besteht ein erhöhter Zeitbedarf, um Lernziele zu erreichen. Kurzfristige (Wechsel-)Wirkungen pflegerischer oder ärztlicher Maßnahmen sind erfahrbar, z.B. die Reaktion auf Arzneimittel	Kontinuierliche Arbeit mit denselben Patienten und Mitarbeitern erhöht die Lernmöglichkeiten. Mittel- und langfristige Wirkungen pflegerischer oder ärztlicher Maßnahmen sind erfahrbar
Materialvorhaltung	Gering, z.B. genügen wenige Blutdruckapparate, da eine Pflegekraft bei allen Patienten der Station den Blutdruck misst	Höher, da mehrere Pflegende unabhängig voneinander ähnliche Tätigkeiten ausführen	

- Befinden sich alle Patienten auf der Station oder kommt jemand später, weil er z. B. noch im OP ist oder einen Spaziergang macht?
- Sind Neuzugänge für die Nacht angekündigt?
- Sind alle Patientenbetten belegt? Welche Betten können nachts belegt werden?
- Bleiben Angehörige bei einem Patienten über Nacht? Gibt es andere Absprachen mit Angehörigen?
- Welcher Arzt hat Bereitschaftsdienst? Unter welcher Telefonnummer ist er erreichbar?
- Gibt es eine Hauptnachtwache, die gerufen werden kann?
- Stimmt der Bestand im Betäubungsmittelschrank mit der Dokumentation überein? (Schlüssel übernehmen)
- Welche Organisationsaufgaben können nachts erledigt werden, z. B. Infusionsflaschen für den nächsten Tag bereitstellen?

Kapitel 4

Aufgabe 4.1

Drei Säulen: Forschung, Lehre, Theorie
Anwendungs-/Theorie- und Praxisbeispiele finden sich in den Kapiteln 4.2 und 4.3 *Pflege Heute*

Aufgabe 4.2

Pflegewissenschaft: Eine empirische, praxisorientierte Disziplin, deren Gegenstandsbereich die Pflege ist und deren Ziel es ist, Grundlagen und allgemeine Prinzipien zur Verbesserung der pflegerischen Dienstleitung zu entwickeln. Sie beschäftigt sich mit dem *Menschen* und seinem *Gesundheitszustand*, dessen *Umwelt* und den Möglichkeiten professioneller (➤ *Pflege-)Handlungen*, die die Lebensqualität dieses Menschen und seiner Bezugspersonen verbessern oder erhalten können.

Aufgabe 4.3

Siehe Tabelle unten.

Aufgabe 4.4

(➤ **Pflege-)Theorie:** Gedankenkonstrukt, um etwas tatsächlich Existierendes besser nachvollziehen und erklären bzw. Wechselwirkungen aufzeigen oder Gesetzmäßigkeiten erkennen zu können.
Modell *(Muster, Vorbild, Nachbildung in kleinerem Maßstab):* Allgemeiner Begriff, der sich auf die symbolische Darstellung wahrnehmbarer Phänomene in Worten, Zahlen, Buchstaben oder geometrischen Formen bezieht. Modelle können Bestandteil einer Theorie sein, oder sie können mit dem Ziel konstruiert werden, die Verbindungen zwischen ähnlichen Theorien aufzuzeigen.

Kapitel 4, Aufgabe 4.3

	Quantitative Forschung	Qualitative Forschung
Grundorientierung	Naturwissenschaften	Geisteswissenschaften
Verständnis von Wirklichkeit	Existenz einer objektiv messbaren Wirklichkeit	Wirklichkeit ist subjektiv, so wie sie vom Einzelnen wahrgenommen wird
Funktion von Wissenschaft	Wissenschaftliche Aussagen bilden die Wirklichkeit ab	Wissenschaftliche Aussagen beschreiben das Erscheinungsbild der Wirklichkeit
Ziel	Gesetzmäßigkeiten entdecken Allgemein gültige Aussagen treffen	Konzepte aus der subjektiven Perspektive der Betroffenen heraus entwickeln
Forschungslogik	Deduktiv Theorie prüfend	Induktiv Offen: orientiert am Forschungsgegenstand Theorie entwickelnd
Datenerhebung	Standardisierte „Messmethoden"	Offene oder halb-standardisierte Erhebungsmethoden
Stichprobe	Zufallsstichprobe Große Anzahl von Teilnehmern	Gezielte Auswahl Geringe Anzahl von Teilnehmern
Daten	„Harte" Daten: Zahlenmaterial	„Weiche" Daten: verbale Beschreibungen

Aufgabe 4.5

Bei **Pflegetheorien** und **-modellen** geht es nicht um die Frage, ob Pflege wirklich so ist, wie sie in der Theorie oder dem Modell beschrieben wird. Wichtiger ist vielmehr, inwiefern sie:

- Dem Lernenden das Verständnis von Pflege erleichtern
- Die Möglichkeit bieten, alltägliche und komplexe Pflegeabläufe zu beobachten, zu analysieren und zu strukturieren
- Fragen für die Pflegeforschung aufwerfen
- Pflegenden ermöglichen, die Pflegepraxis aus einer anderen Perspektive
- Zu beobachten
- Zu reflektieren und zu analysieren und damit Chancen einer Veränderung und Verbesserung zu entdecken.

Aufgabe 4.6

Siehe Tabelle unten.

Aufgabe 4.7

Bedürfnistheorien und -modelle setzen sich mit den Ursachen und der Einschätzung von Pflegbedürftigkeit auseinander und haben dabei sowohl die durch eine Erkrankung veränderten Bedürfnisse als auch die Ressourcen des Menschen im Blick.

Interaktionstheorien und -modelle befassen sich mit der Beziehung zwischen Pflege-Empfänger und Pflege-Leistenden.

Humanistische Theorien stellen das Fürsorge-Konzept (Caring) in den Mittelpunkt.

Pflegeergebnistheorien und -modelle untersuchen den Erfolg von Pflege.

Aufgabe 4.8

- Folgt man der **Bedürfnisorientierten Theorie von *Orem***, steht bei der Aufnahme von Herrn M. im Vordergrund, seine Selbstpflegedefizite festzustellen, daraus eine pfle-

Kapitel 4, Aufgabe 4.6

Begründerin(nen)/ Veröffentlichung	Kurzbeschreibung
Bedürfnistheorien	
Abdellah, Faye Glenn	Modell der 21 Pflegeprobleme. Abdellah klassifiziert 21 Pflegeprobleme. Dabei handelt es sich um Zustände, denen der Patient oder seine Familie gegenüber steht, bei deren Bewältigung ihm die Pflegekraft durch ihre berufliche Arbeit hilft. Pflege bezieht sich auf vorhandene und voraussehbare Einschränkungen des Menschen. Pflege trifft Auswahl geeigneter Pflegemaßnahmen zur Problemlösung.
Hall, Lydia E.	Modell der drei Kreise, die alle miteinander verbunden sind und sich gegenseitig beeinflussen: Körper (care), Krankheit (cure) und Kern/Persönlichkeit (core). Pflege ist in allen Kreisen tätig, zusammen mit anderen Berufen. Die Größe der Kreise und der Anteil der Pflege verschiebt sich proportional zum Verlauf der Krankheit: je weniger Heilungsanspruch der Medizin (kleiner Krankheitskreis), desto größer der Pflegebedarf (großer Körperkreis). Pflege soll Selbsterfahrung des Patienten ermöglichen (Ablehnung der funktionellen Pflege).
Nightingale, Florence	„Umweltgestaltungsmodell". Nightingale sieht Krankheit als einen reparativen Prozess. Aufgabe der Pflege ist es, optimale Bedingungen für den Heilungsprozess zu gestalten. Gesundheit braucht Umweltbedingungen wie saubere Luft, sauberes Wasser, richtige Ernährung, Licht, Ruhe und Bewegung. Pflegende sollen ihren gesunden Menschenverstand benutzen, um diese Bedingungen zu schaffen.
Interaktionstheorien	
King, Imogene	Zielerreichungstheorie. Krankenpflege ist für King ein zwischenmenschlicher Prozess von Aktion, Reaktion, Interaktion und Transaktion, der durch die Wahrnehmung von Patient und Pflegekraft beeinflusst wird. Neben Interaktion und Transaktion haben Kommunikation, Rolle, Stress, Entfaltung und Entwicklung sowie Zeit und Raum für King eine wichtige Bedeutung für die Zielerreichung. Für ein gemeinsames, zielgerichtetes Handeln (Transaktion) von Patient und Pflegekraft ist die Klärung verschiedener Wahrnehmungen notwendig. Pflegerische Effektivität kann durch Vermeiden oder Lösen von Rollenkonflikten erhöht werden.
Orlando, Ida Jean	Pflegeprozesstheorie. Krankenpflege erkennt und erfüllt die Bedürfnissse des Patienten. Sie verringert damit Probleme, verbessert die Anpassung und fördert das Wohlbefinden. Jede Pflegesituation ist ein Prozess, der durch drei in Wechselwirkung stehende Elemente charakterisiert ist: das Verhalten des Patienten, die Reaktion der Pflegekraft und die Pflegehandlungen. Durch zielgerichtete, geplante Pflegehandlungen wird der Hilfebedarf erkannt und erfüllt.

Fortsetzung siehe nächste Seite

Kapitel 4, Aufgabe 4.6 *(Fortsetzung)*

Begründerin(nen)/ Veröffentlichung	Kurzbeschreibung
Interaktionstheorien	
Travelbee, Joyce	Travelbee forderte mit ihrem Modell der mitmenschlichen Beziehung eine Rückkehr zur Fürsorgefunktion der Pflege. Jeder Mensch ist ein einzigartiges Individuum, darum gibt es nicht „den" Patienten, sondern nur Menschen, die Pflege und Hilfe Anderer benötigen. Pflegende verfügen über das spezielle „Wissen und die Fähigkeit, dieses anzuwenden, um anderen Menschen zu helfen, Krankheit abzuwenden, Gesundheit wiederzuerlangen, einen Sinn in der Krankheit zu sehen oder das höchste Gesundheitsniveau aufrechtzuerhalten". Der Aufbau einer mitmenschlichen Beziehung zwischen Krankenschwester und Patient entwickelt sich in verschiedenen Phasen und ermöglicht, den Zweck der Pflege zu erfüllen.
Wiedenbach, Ernestine	Pflege als helfende Kunst. Wiedenbach erweitert den Begriff Patient auf jedes Individuum, das Hilfe empfängt. Das vom Patienten geäußerte Bedürfnis nach Unterstützung wird zum Ausgangspunkt für pflegerische Maßnahmen. Pflege ist die angemessene Unterstützung in konkreten Situationen. Sie respektiert die Würde, den Wert, die Autonomie und die Individualität jedes Menschen. Wiedenbachs Modell beschreibt als eines der ersten den Pflegeprozess.
Humanistische Theorien	
Watson, Jean	Modell der Pflege als Zuwendungsprozess. Watson sieht in der Entwicklung einer Philosophie und Wissenschaft der Pflege einen Weg, die Differenz zwischen Theorie und Praxis abzubauen. Kernpunkt ihrer Theorie sind die von ihr formulierten zehn Pflegefaktoren zur Befriedigung menschlicher Bedürfnisse. Krankenpflege bedarf der zwischenmenschlichen Beziehung. Gesundheitsförderung wird als pflegerische Aufgabe angesehen.
Benner, Patricia; Wrubel, Judith	Das Primat der Fürsorge. Fürsorge bietet Raum für Bewältigung, sie ermöglicht die Beziehungen zu und die Anteilnahme an anderen Menschen und gestattet es, Hilfe zu gewähren und anzunehmen. Von der Fürsorge ist abhängig, was Menschen als Stress empfinden und welche Form der Bewältigung sie wählen. Der Mensch wird als selbsttätig deutendes Wesen verstanden, das durch den Lebensprozess und durch sein ‚In-der-Welt-Sein' geprägt wird. Pflege ist ein Prozess, der Menschen hilft, mit dem Stress einer Krankheit fertig zu werden; dies geschieht nicht durch die Befolgung vorgeschriebener Regeln, sondern durch kontextabhängige Fürsorge und Anteilnahme.
Pflegeergebnistheorien	
Johnson, Dorothy E. Amerikanische Pflegetheoretikerin 1980er Jahre	Verhaltenssystem-Modell. Mensch wird als Verhaltenssystem mit sechs Subsystemen gesehen: Bindungs-Zugehörigkeit, Leistung, Abhängigkeit, Nahrungsaufnahme und -ausscheidung, Sexualität, Aggressivität. Die Subsysteme stehen untereinander und mit der Umwelt in einer Wechselbeziehung. Störungen im Gleichgewicht der Wechselbeziehungen führen zu Verhaltensstörungen. Hier bietet Pflege Hilfe (Schutz, Fürsorge oder Stimulation). Dafür sind Kenntnisse über Ordnung, Störung und Kontrollmöglichkeiten der Verhaltenssysteme erforderlich.
Levine, Myra Estrin	Erhaltungsmodell. Wichtige Konzepte sind Ganzheitlichkeit, Integrität und Erhaltung. Der Lebensprozess ist ein Anpassungsprozess mit möglichst geringem Energieaufwand. Pflege ist menschliche Interaktion. Pflege handelt unterstützend und therapeutisch, wenn Pflegeinterventionen die Anpassung des Patienten günstig beeinflussen und zu einem besseren sozialen Wohlbefinden führen.
Rogers, Martha E.	Modell vom einheitlichen Menschen. Rogers fordert darin einen neuen Bezugsrahmen für die Pflege. Der Mensch ist mehr als die Summe seiner Teile; er ist ein Energiefeld, welches mit den Feldern seiner Umwelt in wechselseitiger Beziehung steht. Krankenpflege ist Wissenschaft und Technik. Pflege unterstützt die positive Beziehung zwischen Patient und Umwelt zur Gesundheitsförderung. Pflege erfasst die Energiefelder des ganzen Menschen (nicht nur die krankheitsbezogenen) und unterstützt sie, um das Gleichgewicht zwischen dem menschlichen Energiefeld und der Umwelt wiederherzustellen. Hauptursache für pflegerische Interventionen ist ein Ungleichgewicht zwischen dem Energiefeld des Menschen und denen seiner Umgebung. Rogers weitet das Tätigkeitsfeld der Pflege auf alle Lebensbereiche des Menschen aus.

gerische Diagnose abzuleiten und die auf die Selbstpflege orientierten Pflegemaßnahmen zu planen, durchzuführen und zu evaluieren

- Würde man nach den **Prinzipien von *Leininger*** vorgehen, wäre es bei der Aufnahme wichtig festzustellen, wie der Alltag für Herrn M. bislang aussah, was er auf Grund seiner kulturellen Herkunft von Pflege erwartet. So können die Pflegenden kulturkongruente Pflegemaßnahmen anbieten
- Verstehen Pflegende die **Pflege auf der Basis der *Interaktionstheorien*** und betrachten damit Unterstützung bei der Krankheitsbewältigung als pflegerische Aufgabe, würde die

verantwortliche Pflegekraft z. B. die Kommunikation mit dem Patienten und seiner Familie basierend auf dem Illness Constellation Model gestalten: Durch Beobachtung und vorsichtige Fragen kann sie versuchen festzustellen, in welcher Phase des Krankheitserlebens Herr M. ist bzw. sein Sohn oder die Schwiegertochter sind und wie das die Interaktion zwischen dem Patienten seinen Angehörigen und ihr bestimmt.

Kapitel 5

Aufgabe 5.1

Erbanlage, Umwelt, Selbststeuerung. Die ausführliche Beschreibung dieser Lösung findet sich in *Pflege heute* Kap. 5.

Aufgabe 5.2

Exogenistisches Entwicklungsmodell (exogen = von außen erzeugt): Besagt, dass die Entwicklung des Menschen im Wesentlichen auf die Umwelt zurückgeht.
Endogenistisches Entwicklungsmodell (endogen = von innen erzeugt): Sieht die Entwicklung stark durch die Erbanlagen geprägt an.
Konstruktivistisches Entwicklungsmodell: Hier spielt der sich entwickelnde Mensch selbst eine wichtige, aktive Rolle.
Systemisches Entwicklungsmodell: Stellt die Auseinandersetzung des Individuums mit seiner Umwelt in den Vordergrund und begreift den sich entwickelnden Menschen und sein Umfeld als „System“.

Aufgabe 5.3

Die **Sozialisation** umfasst alle jene Prozesse, durch die ein Mensch im Laufe seiner Entwicklung zum handlungsfähigen Partner einer Gruppe bzw. einer Gesellschaft wird. Das Individuum wächst in seine Gesellschaft hinein, indem es sich an die Vorstellungen und Werte der Gesellschaft anpasst.

Aufgabe 5.4

Die **primäre Sozialisation** findet vor allem in der Familie – aber auch in Beziehungen zu Gleichaltrigen – statt und wird mit der Herausbildung einer personalen Identität des Individuums abgeschlossen.
Die **sekundäre Sozialisation** bereitet das Individuum auf seine Rolle in der Gesellschaft vor und findet hauptsächlich in der Familie, Schule oder Altersgruppe statt. Sie dauert bis zum Ende des Erwachsen-Werdens und erfolgt nicht mehr nur im Elternhaus bzw. in der Familie, sondern vielmehr in der Schule sowie in **Peer Groups** *(Gruppe der Gleichaltrigen)*.
Die **tertiäre Sozialisation** findet im Erwachsenenalter statt und bezeichnet die Anpassungen, die das Individuum in Interaktion mit seiner sozialen Umwelt ständig vornimmt.

Aufgabe 5.5

Die Pflegenden müssen dem Patienten dabei unterstützen, einen Kompromiss dieser beiden Anforderungen zu finden. Dies kann durch eine aktive Gesprächsführung oder auch durch eine fachlich korrekte Beratung angebahnt werden.

Aufgabe 5.6

Siehe Tabelle unten.

Kapitel 5, Aufgabe 5.6

Schädigende Einflüsse	Mögliche Auswirkungen (Bsp.)
Chemische Substanzen, z. B.: • Arzneimittel • Alkohol und andere Drogen	• Fruchttod (→ Fehl-, Totgeburt) • Fehlbildungen • Verminderte Toleranz gegenüber anderen Belastungsfaktoren, Frühgeburt
Physikalische Faktoren, z. B.: • Ionisierende Strahlung	• Niedriges Geburtsgewicht, Wachstumsretardierung • Verminderte Intelligenz, Beeinträchtigung der Motorik, Verhaltensauffälligkeiten
Mütterliche Erkrankungen, z. B.: • Infektionen • Stoffwechselerkrankungen	• Zusätzlich bei Alkohol/Drogen: Entzugserscheinungen (Atemprobleme, Erbrechen, Zittern, Krämpfe)
Unzureichende Ernährung, Vitaminmangel, z. B.: • Folsäuremangel	• Zusätzlich bei Infektionen: vor allem in der Spätschwangerschaft schwere Infektion des Kindes
Sauerstoffmangel	• Zusätzlich bei ionisierender Strahlung: Risikoerhöhung für bösartige Tumoren

Aufgabe 5.7

Gesundheitsuntersuchung („Gesundheits-Check-Up“) alle zwei Jahre für alle Erwachsenen ab dem 36. Lebensjahr, Schwerpunkt Herz-Kreislauf- und Nierenerkrankungen, Diabetes mellitus.
Krebsfrüherkennungsuntersuchungen:
Für Frauen ab dem 20. Lebensjahr der Genitalorgane, ab dem 30. Lebensjahr zusätzlich der Brust und der Haut (durch den Gynäkologen), ab dem 50. Lebensjahr zusätzlich des Dickdarmes.
Für Männer ab dem 45. Lebensjahr der Prostata und der Haut, ab dem 50. Lebensjahr zusätzlich des Dickdarmes;
Regelmäßige Zahnarztbesuche

Aufgabe 5.8

Biografisches *(= chronologisches)* **Alter:** Bezeichnet das am Kalender ablesbare Alter eines Menschen.
Biologisches Alter: (Schätz-) Maß für die gegenwärtige gesundheitliche Situation und Belastbarkeit eines Menschen.
Soziales Altern: Das Altern wird von der Gesellschaft, vom sozialen Umfeld und von der Familie geprägt. Diese Faktoren entscheiden mit, wie der Mensch sein Älterwerden erlebt und mitgestaltet.

Kapitel 6

Aufgabe 6.1

Familie, Rolle, Geschlecht, soziale Schicht/gesellschaftliches Milieu, Armut, Kultur, Religion, Alter

Aufgabe 6.2

Siehe Tabelle Seite 171.

Aufgabe 6.3

1. Man kann nicht nicht kommunizieren; 2. Jede Kommunikation enthält einen Inhalts- und einen Beziehungsaspekt; 3. Zwischenmenschliche Beziehungen sind durch die Interpunktion von Kommunikationsabläufen geprägt; 4. Kommunikation zwischen Menschen bedient sich digitaler und analoger Modalitäten; 5. Kommunikation kann auf symmetrischen und komplementären Beziehungen beruhen.
Zur Erläuterung dieser recht komplexen Ausdrücke empfiehlt es sich, das Kapitel 6.3.1 *Pflege heute* erneut durchzuarbeiten/zu lesen.

Aufgabe 6.4

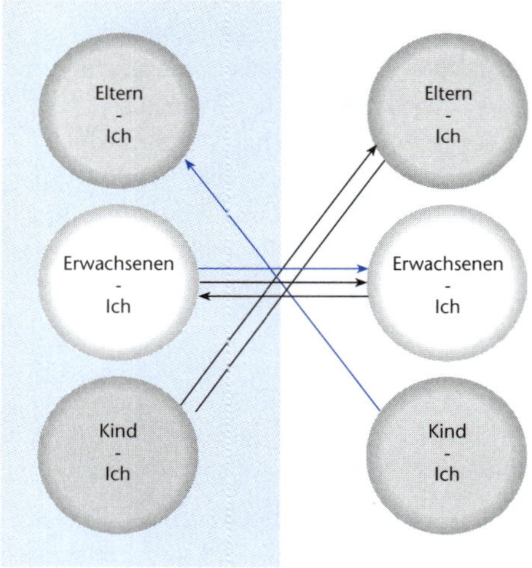

Abb. 6.01: Transaktionsanalyse.

Aufgabe 6.5

Empfehlenswert	Vermeiden
Den anderen Ausreden lassen	Unterbrechen
Mit dem Kopf nicken, „mmh“ sagen	Verschlossene, abwehrende Körperhaltung/Gestik/Mimik
Blickkontakt halten	Wegblicken
Gesagtes zusammenfassen	Gleich widersprechen
Rückfragen	Eigene Ideen unterbreiten
Paraphrasieren, Verbalisieren	Interpretieren, Deuten
Zentrale Aussagen zusammenfassen	Thema wechseln

Aufgabe 6.6

Ruhe bewahren; Keine Rechtfertigungen/Ausflüchte; Verantwortung übernehmen; Entschuldigen; Vorsicht bei Schuldeingeständnissen.

Aufgabe 6.7

Gruppe: Zwei oder mehr Personen, die über eine gewisse Zeit in Interaktion stehen und sich wechselseitig beeinflussen. Merkmale: Definierte Anzahl von Mitgliedern, gemeinsames Ziel oder Interesse, Gruppenstruktur, Rollenverteilung, Kommunikationswege, gemeinsame Normen und Werte, Gruppenzusammenhalt („Wir-Gefühl“).

Kapitel 6, Aufgabe 6.2

Gespräche	Aufnahmegespräch	Informationsgespräch	Beratungsgespräch	Krisengespräch	Entlastungsgespräch
Anlass	Aufnahme im Krankenhaus, auf der Station, in der häuslichen Betreuung	Informationsdefizite, Wunsch nach Aufklärung, anstehende Untersuchungen	Gespräch vor Entscheidungen/in Situationen u. bei Problemen im Bereich Pflege: Hilfsmittel	Gespräch bei existenzbedrohenden Diagnosen, wie z. B. Krebserkrankungen	Der Patient will sich von Problemen entlasten, sucht Nähe und Hilfe
Ziele	Informationen gewinnen über Pflegebedürftigkeit, Gewohnheiten und Wünsche des Patienten, benötigte Hilfsmittel; Informationen geben über Räumlichkeiten der Station, Tagesablauf, Name der zuständigen Ärzte und Pflegenden	Informationsdefizite abbauen, Sicherheitsgefühl des Patienten steigern	Klarheit über Probleme, Unterstützung bei Entscheidungsprozessen	Begleitung und Information, Aussprache von Problemen u. Umgang mit der Erkrankung unterstützen	Entlastung, Problemlösung und konkrete Hilfestellung
Wann	Unmittelbar nach der Aufnahme	Auf Wunsch des Patienten, z. B. nach Aufklärung, bei neuen Situationen, z. B. Kostumstellung	Nach Vereinbarung, z. B. zur Beratung bei Hilfsmittel	Fortdauernd oder auch plötzlicher Bedarf	Wenn Patient Hilfsbedürfnis äußert
Wer	Bezugsperson, die für die Pflege verantwortlich ist, mit Patient und evtl. Angehörigem	Medizinische Informationen werden vom Arzt gegeben, Fragen nach Verhalten vor Untersuchungen, Operationen u. a. beantwortet die Pflegekraft	Jede Pflegekraft bzw. auch Experten, z. B. Diabetesschulung	Jede Pflegekraft	Jede Pflegekraft
Wo	Ruhiger Raum, damit die Intimsphäre gewahrt werden kann	Im Patientenzimmer	Ruhiger Raum, Schutz der Intimsphäre	Ruhiger Raum, um gute Gesprächsatmosphäre zu ermöglichen	Ruhiger Raum
Wie	Vorstellen, Wünsche hören, informieren, fragen und zuhören	Sachlich und fachlich korrekt informieren, auf Ängste des Patienten eingehen, verständlich informieren (keine Fremdwörter oder unbekannte Fachausdrücke verwenden)	Situation klären, Lösungsmöglichkeiten entwickeln, Ziele erarbeiten, Gefühle klären, nicht „überberaten"	Zuhören, Gefühle des Patienten zulassen und annehmen	Zuhören, Paraphrasieren, Gefühle ansprechen, akzeptieren, Echtheit, Empathie, Ich-Botschaften senden

Aus einer Gruppe wird ein **Team,** wenn die Beiträge der einzelnen Mitglieder zum Erreichen eines gemeinsamen Zieles oder einer gemeinsamen Aufgabe koordiniert werden. Innerhalb einer Gruppe oder eines Teams können gemeinsame Ergebnisse erzielt werden, die der individuellen Leistung der einzelnen Mitarbeiter überlegen sind.

Aufgabe 6.8

Hier gibt es keine Ideallösung – zur Zielerreichung der Intention des Fallbeispiels kann am besten das Kapitel 6.1 durchgearbeitet werden.

Kapitel 7

Aufgabe 7.1

Informieren: Bedeutet, einen Sachverhalt zu erklären, eine gezielte Mitteilung zu geben, entweder mündlich oder schriftlich.
Schulen *(Anleitung, Unterweisung, Training):* Bedeutet, in einem schrittweise geplanten Prozess Inhalte und Fertigkeiten zu vermitteln. Am Ende steht ein definiertes Ziel (evtl. mit Überprüfung). Eine Schulung kann sich an einen oder mehrere Adressaten richten
Beraten: Beinhaltet einen ergebnisoffenen und dialogischen Prozess, bei dem eine „maßgeschneiderte" individuelle (Problem-)Lösung vorbereitet wird. Dazu muss der Beratende sich auf den Klienten einlassen.

Aufgabe 7.2

- Einschätzung des Lernbedarfs
- Einschätzung der Lernbereitschaft
- Festlegung von Zielen
- Durchführung
- Auswertung

Aufgabe 7.3

Kriterium
Ziel und Zielgruppe angegeben?
Alltagsbezug vorhanden? Relevanz der Information?
Positive Bewältigung angestrebt? Persönliche Ansprache
Umfang und Schriftgröße
Verständlichkeit
Layout Überschriften Gliederung Abbildungen
Aktuelles Wissen Literaturstützung Quellen Datum
Autorenhinweise (Finanzierung/Abhängigkeit)
Weiterführende Hinweise Adressen
Vollständigkeit

Aufgabe 7.4

Insbesondere bei langfristigen und täglich einschneidenden Maßnahmen werden chronisch kranke Patienten nicht selten therapieuntreu und vernachlässigen die ärztlichen Hinweise. Der gängige Begriff **Compliance** (Fügsamkeit, Befolgen) ist deswegen überholt.
An die Stelle des Compliance-Begriffes ist deswegen der Begriff **Adherence** (Adhärenz) getreten – er enthält eine (anfängliche) Konsensfindung zwischen Patienten und Pflegenden und zielt auf „Einhaltung" des Vereinbarten.

Aufgabe 7.5

Fotomappen, Poster, z. B. von der Industrie, Plakate; es eignen sich Wartezonen oder Fahrstühle zum Aushang. Auch neue Medien können genutzt, Videos oder DVDs ausgegeben werden. Des Weiteren ließen sich PC-Programme (Touch-Screen-Funktion) zur Gesundheitsförderung und Krankheitsbewältigung vermehrt anbieten. Auch das Internet als Informationsquelle nimmt einen immer größeren Raum ein – bei den Bildschirmen muss auf eine ausreichend große Darstellung bzw. auf barrierefreie Seitendarstellung geachtet werden.

Aufgabe 7.6

Pflegenden schaffen einen Rahmen, in dem der Andere aussprechen kann, was ihn bewegt – dazu ist Zuwendung, Interesse und genügend Zeit erforderlich.
Um die Situation des Patienten (und seiner Angehörigen) verstehen und einschätzen zu können, wechselt der Berater die Perspektive und versucht sich in die Lage des Gegenübers hineinzuversetzen.
Der Berater konzentriert sich auf den Patienten, hängt nicht eigenen Gedanken nach und lässt sich Zeit für eine Einschätzung.
Zudem zählt hierzu auch die Fähigkeit, auf Seiten des Patienten und seiner Angehörigen nach Ressourcen zu suchen, die Voraussetzung für eine positive Bewältigung (Coping) der Erkrankung sein können.

Aufgabe 7.7

- Bei der Vermittlung von Wissen an Bekanntes anknüpfen
- Die Aufnahmefähigkeit des Patienten nicht durch ein Überangebot von Informationen überfordern, Pausen berücksichtigen
- Den Patienten aktiv teilnehmen lassen, auf Fragen eingehen
- Möglichst viel visualisieren, anschaulich machen
- Keine Ängste aufkommen lassen, weil sie das Aufnehmen und Behalten von Inhalten behindern
- Falsche Informationen behutsam korrigieren, Erfahrungen einfließen lassen
- Gelerntes wiederholen; Wissen immer wieder bündeln, Informationen, die Priorität haben, dabei hervorheben
- Praktische Übungsmöglichkeiten zur Verfügung stellen, Strategien des Behaltens nutzen

- Familiäres und soziales Netzwerk für eine positive Verstärkung nutzen.

Aufgabe 7.8

Mikroschulungen richten sich an ein bis zwei Adressaten. Unterrichtet wird jeweils eine bestimmte Intervention, Verhaltensweise oder Wissensportion. Als Inhalte eignen sich *Maßnahmen* wie subkutane Selbstinjektion, Anziehen von Kompressionsstrümpfen, Umgang mit Dosier-Aerosolen, Gabe von Augentropfen oder *Wissensinhalte* wie glutenfreie Ernährung, Vermeidung anfallsfördernder Reize oder Umgang mit Übelkeit.

Kapitel 8

Aufgabe 8.1

- **Biologie:** Gesundheit ist das geordnete Zusammenspiel normaler Funktionsabläufe und des normalen Stoffwechsels
- **Psychologie:** Gesundheit ist die Fähigkeit, lieben und arbeiten zu können *(Freud)*
- **Soziologie:** Gesundheit ist optimale Leistungsfähigkeit des Individuums für die Rollen und Aufgaben, für die es sozialisiert wurde.

Aufgabe 8.2

Keine „Lösung" möglich. Hier sind unterschiedliche Ergebnisse zu erwarten. Ziel der Aufgabe ist die Diskussion und der Transfer in den Pflegealltag.

Aufgabe 8.3

Siehe Tabelle unten.

Aufgabe 8.4

Pathogenese (*griech.* pathos = Leiden, Leid; Genese = Entstehung) gibt eine Antwort auf die Frage: „Wie und warum werden Menschen krank?"
Salutogenese (*lat.* salus = Unverletztheit, Heil, Glück; *griech.* Genese = Entstehung) gibt die Antwort auf die Frage: „Was erhält Menschen gesund?"

Aufgabe 8.5

Das umfassende, ganzheitliche Verständnis von Gesundheit führt dazu, nicht nur die biologischen Gesundheitsgefahren (wie etwa Krankheitserreger), sondern auch psychische und soziale „Reize" in den Blick zu nehmen, die sich als gesundheitsgefährlich erweisen könnten. **Stress** kann als ein solcher Reiz verstanden werden.
Die **primäre Bewertung** ist die Antwort auf die Frage: „Ist der Stimulus für mich günstig, ungünstig oder irrelevant (ohne Bedeutung)?"
Die **sekundäre Bewertung** ist die Antwort auf die Frage: „Welche Bewältigungsmöglichkeiten gibt es, welche Bewältigungsfähigkeiten habe ich?"

Aufgabe 8.6

Konferenz von Alma Ata: 1978; Es gilt die Lebensbedingungen aller Menschen zu erhalten oder sogar zu verbessern, um ihnen damit zu ermöglichen, ihre eigenen Gesundheitspotentiale zu entwickeln. Diese Idee wurde 1978 in Alma Ata in der Primary-Health-Care-Deklaration festgehalten.
Ottawa-Charta: 1986; Internationales Konzept „Gesundheit für alle bis zum Jahr 2000". Hierbei

Kapitel 8, Aufgabe 8.3

	Gesundheitsförderung	Primäre Prävention	Sekundäre Prävention	Tertiäre Prävention
Zielgruppe	Gesamtbevölkerung, auch Gesunde	Risikogruppen, Merkmalsträger	Risikogruppen, aber auch Gesamtbevölkerung, falls Risikolage unklar	Bereits Erkrankte
Ziel	Gesunden Lebensstil beibehalten, ggf. ändern	Lebensstil ändern	Beste Heilungschancen durch Früherkennung sichern	Weitere (Folge-) Schäden vermeiden
Beispiele/ Maßnahmen	Gesundheit und Bewegung, Gesundheit und Ernährung, Gesundheit und Stressbewältigung	Bewegung, Gewicht reduzieren, Ausdauer fördern, Ernährung umstellen	Screenings, Routineuntersuchungen, Krebsvorsorgeuntersuchung	Prophlylaxen Rehabilitation (F Kap. 9)

steht das Konzept der Gesundheitsförderung im Zentrum.

Gesundheit 2000: Bereits 1984 wurden für Europa 38 Ziele unter dem Dach Gesundheit 2000 formuliert, die den spezifischen europäischen Bedingungen und Anforderungen angepasst waren. Auf einer WHO-Konferenz in Lissabon 1991 wurden diese Ziele aufgrund der bis dahin gemachten Erfahrungen aktualisiert und auf das Jahr 2000 orientiert.

Jakarta: Die 4. Internationale Konferenz zur Gesundheitsförderung „Neue Akteure für eine neue Ära – Gesundheitsförderung für das 21. Jahrhundert", vom 21. bis 25. Juli 1997 in Jakarta, wurde zu einem entscheidenden Zeitpunkt in der Entwicklung internationaler Gesundheitsstrategien abgehalten. Die Teilnehmer der Jakarta-Konferenz legten eine fünf Punkte umfassende Erklärung vor, die den Handlungsrahmen für Gesundheitsförderung auf dem Weg ins 21. Jahrhundert definiert.

Aufgabe 8.7

- Ressourcen und adäquates Coping fördern
- Gesundheitsförderliches Verhalten aufrechterhalten
- Gesundheitsrelevante Verhaltensweisen ggf. verändern
- Erkrankungen vorbeugen
- Weitgehende Unabhängigkeit sichern.

Aufgabe 8.8

- Rückenschonendes Arbeiten
- Training im Umgang mit Hilfsmitteln
- Erlernen bestimmter Pflegetechniken
- Vermittlung weiterführender Hilfsangebote wie Wohnraum- oder Seniorenberatung
- Ermutigung zum Besuch von Pflegekursen
- Kontaktaufnahme mit Selbsthilfegruppen.

Je nach Grunderkrankung/Zustand des Patienten können die Schwerpunkte auch in anderen Bereichen liegen.

Kapitel 9

Aufgabe 9.1

Alle Maßnahmen, die akut oder chronisch kranken Menschen, behinderten Menschen oder davon bedrohten Menschen ein möglichst selbstständiges und selbstbestimmtes Leben mit Teilnahme an allen relevanten Lebensaktivitäten ermöglichen.

Aufgabe 9.2

Siehe Tabelle Seite 175.

Aufgabe 9.3

- Gesetzliche Krankenkassen (GKK), gesetzliche Krankenversicherung (GKV)
- Gesetzliche Rentenkassen (GRK), gesetzliche Rentenversicherung (GRV)
- Träger der gesetzlichen Unfallversicherung (GUV)
- Bundesagentur für Arbeit (BA)
- Träger der öffentlichen Jugendhilfe (Jugendverwaltungen und Jugendämter)
- Träger der Sozialhilfe (Sozialverwaltungen, Sozialämter und vergleichbare Institutionen)
- Träger der sozialen Versorgung und Entschädigung (Versorgungsverwaltung, Versorgungsämter, Integrationsämter).

Aufgabe 9.4

Pflegehilfsmittel können zur Linderung der Beschwerden, Erleichterung der Pflege oder zur Verselbständigung des Hilfebedürftigen zu den Leistungen der Krankenkasse oder anderer Sozialversicherungen bewilligt werden (§ 40 (1) SGB XI). Eine ärztliche Verordnung ist nicht erforderlich. Pflegehilfsmittel können nach den Bestimmungen des Krankenversicherungsrechts auch präventiv und zur Befriedigung von Grundbedürfnissen eingesetzt werden.

Aufgabe 9.5

Eine generelle Orientierung
- ist präventiv und rehabilitativ
- nutzt und evaluiert die Fähigkeiten und Ressourcen
- richtet Angebot und Planung an Fähigkeiten und Kompetenzen des Klienten aus

Eine kooperative Orientierung
- bezieht Klienten und Angehörige ein
- beteiligt andere Personen aus fachlicher und sozialer Orientierung

Eine individuelle Orientierung
- richtet das Geschehen auf das jeweilige Individuum aus
- auf Bedarfe und Bedürfnisse der Betroffenen aus

Eine pflegefachliche Orientierung zielt auf
- Erhalt und Wiedererlangen von Fähigkeiten
- Erhalt und Wiedererlangen von Selbstständigkeit
- Förderung vorhandener Ressourcen
- Aktivierung instrumentell aufgedeckter Potentiale

Kapitel 9, Aufgabe 9.2

Begriffe	Bedeutung
Behinderung	Oberbegriff für • Schädigungen, Beeinträchtigungen der Aktivität und Partizipation • In bio-psycho-sozialem Verständnis Beeinträchtigung der funktionalen Gesundheit
Schwerbehinderung	Liegt vor bei einem Grad der Behinderung von wenigstens 50%
Funktionale Gesundheit	• Funktionsfähigkeit und Behinderung, unterschieden in Funktionen von Körpersystemen und Körperstrukturen (Konzept der Körperfunktionen, -strukturen) • Aktivitäten und Partizipation umfassen die Aspekte der Funktionsfähigkeit aus individueller und gesellschaftlicher Perspektive (Konzept der Aktivitäten und Konzept der Teilhabe an Lebensbereichen)
Kontextfaktoren	Fördern oder beeinträchtigen die funktionale Gesundheit: • Umweltfaktoren: Bedingungen der natürlichen Umwelt, vor allem aber materielle, soziale und einstellungsbezogene gesellschaftliche Faktoren, die eine Lebenssituation und die Existenz von Menschen und ihre Entfaltungsmöglichkeiten betreffen • Personenbezogene Faktoren: Individuelle Bedingungen der Herkunft, des Alters, Geschlechts, der Biographie, von Bildung, Ausbildung und Beruf sowie der sich hieraus ergebenden Einstellungen, Erfahrungen und Dispositionen
Körperfunktionen	Physiologische Funktionen von Körpersystemen, einschließlich der psychologischen
Körperstrukturen	Anatomisch unterscheidbare Anteile des Körpers (Organe, Extremitäten, Systeme etc.)
Schädigungen	• Beeinträchtigungen einer Körperfunktion oder -struktur • Beeinträchtigung der Entwicklung • Verlust einer Funktion
Aktivität	Durchführung einer Aufgabe oder Handlung (Aktion), auch im Sinn einer Arbeit oder Leistung
Partizipation (Teilhabe)	Aktive oder passive Einbezogenheit in eine Lebenssituation. Sie kann auch durch Umweltfaktoren oder gesellschaftliche Bedingungen beeinträchtigt werden (strukturelle Bedingungen, Barrieren)
Beeinträchtigungen der Aktivität	Schwierigkeiten, die ein Mensch bei der Umsetzung von Aktivitäten haben kann
Beeinträchtigungen der Partizipation	Probleme, die ein Mensch hinsichtlich der Integration oder des Einbezogenseins in Lebenssituationen haben oder erleben kann

- Erhalt bzw. Wiedererlangung von Integration und Partizipation.

Aufgabe 9.6

Bedarfserhebung, Förderung der Selbstpflege, Hilfsmittelkompetenz, Aufbau von Netzwerken, Beratung der Angehörigen.
Eine Besonderheit stellt die gerontopsychiatrische Rehabilitation dar, die ebenfalls in Kapitel 9.4.2 *Pflege heute* thematisiert wird.

Aufgabe 9.7

Verrichtungen des täglichen Lebens sind

- Waschen, Duschen, Baden, Zahnpflege, Kämmen, Rasieren, Darm- und Blasenentleerung
- Zubereiten und Aufnahme der Nahrung
- Aufstehen und Zu-Bett-Gehen, An- und Auskleiden, Gehen, Stehen, Treppensteigen, Verlassen und Wiederaufsuchen der Wohnung
- Einkaufen, Kochen, Reinigen der Wohnung, Spülen, Wechseln und Waschen der Wäsche und Kleidung, Beheizen.

Jede Funktion wird anhand von Punkten bewertet, die eine Gesamtsumme (maximal 100 Punkte) ergeben. 100 Punkte drücken weitgehende Selbstständigkeit des Patienten bei den Verrichtungen aus. Je geringer die Punktzahl ist, desto höher ist die bestehende Abhängigkeit. Die Bewertung erfolgt in 5-Punkte-Schritten.

Aufgabe 9.8

Steigerung …
… des Wohlbefindens
Abbau der Atemnot, Steigerung des Selbstvertrauens, Absenken des Stellenwerts von Depressionen, Angst und Panik, die begleitend auftreten, die Verhinderung von Schlaflosigkeit
… der Aktivitäten
In der Wohnung, im Umfeld, während der Freizeit
… des Durchhaltevermögens und der Kraft
Der oberen Extremitäten, der Atemmuskulatur der Funktionen im Alltag, durch Selbstversorgung, bei der Versorgung des Haushalts, beim Einkaufen, bei der Freizeitgestaltung, bei der Arbeitsfähigkeit,
.. der Selbstkontrolle und des Selbstmanagements bezogen auf die Atemnot, die Lebenssituation, Medikamente, die Ernährung, die Familie/Partnerschaft.

Kapitel 10

Aufgabe 10.1

Palliativpflege: Die wirksame, ganzheitliche Pflege von Patienten, deren Krankheit nicht mehr kurativ behandelbar ist. Dabei stehen die erfolgreiche Behandlung der Schmerzen und weiterer Symptome sowie die Hilfe bei psychologischen, sozialen und seelsorgerischen Problemen an erster Stelle. Das Ziel von Palliativpflege ist, die bestmögliche Lebensqualität für Patienten und deren Familien zu erreichen. (nach: Definition der WHO, 1990)
Palliativmedizin: Medizinisches Fachgebiet, das sich im Gegensatz zur kurativen Medizin nicht mit der Beseitigung einer Krankheit, sondern mit der Linderung von Beschwerden bei unheilbaren Krankheiten befasst.
Thanatologie: Wissenschaft, die sich mit den Problemen des Sterbens und des Todes befasst. Sie liefert eher Gedanken, Ideen und Theorien als gesicherte Ergebnisse. Interdisziplinäres Forschungsgebiet, auf dem Philosophen, Theologen, Psychologen, Ethnologen, Soziologen, Mediziner und Pflegewissenschaftler tätig sind.

Aufgabe 10.2

- Die ganzheitliche und liebevolle mitmenschliche Betreuung des Sterbenden *und* seiner Angehörigen
- Die optimale medizinische Linderung körperlicher Symptome, insbesondere die Schmerzbekämpfung
- Die Fürsorge durch ein interdisziplinäres Team aus professionellen (➤ Pflegende, Ärzte, Diätassistenten, Psychotherapeuten, Physio- und Ergotherapeuten, Seelsorger und Sozialarbeiter) sowie freiwilligen Helfern
- Die Kontinuität der Betreuung auch im ambulanten Bereich mit Sicherstellung der Betreuung über 24 Std.
- Die Aufnahme von Sterbenden ins Hospiz unabhängig von der Regelung der Kostenfrage
- Die Kooperation mit bestehenden Institutionen und Diensten – statt Konkurrenzkampf
- Die Begleitung der Trauernden

Aufgabe 10.3

Schmerz, Schwäche, Appetitlosigkeit und Anorexie, Obstipation, Übelkeit und Erbrechen, Schmerzender Mund und Schluckbeschwerden, Atemnot, Husten, Schlafstörungen, Verwirrtheit, exulzerierende Wunden.
Linderung bei diesen Beschwerden: Wird ebenfalls in 10.3.2 *Pflege Heute* erläutert.

Aufgabe 10.4

Passive Sterbehilfe: Therapieabbruch oder Therapieverzicht beim todkranken Patienten.
Indirekte Sterbehilfe: Gabe schmerzlindernder Mittel unter Inkaufnahme einer Lebensverkürzung.
Aktive Sterbehilfe: Tötung von unheilbar Kranken als gezieltes und tätiges Herbeiführen des Todes.

Aufgabe 10.5

Strafgesetzbuch (StGB): strafbare vorsätzliche Tötung (§ 212 StGB).“ Dies bleibt gemäß § 216 StGB auch dann strafbar, wenn die gezielte Lebensverkürzung auf Verlangen des Patienten erfolgt.

Aufgabe 10.6

- Personelle Unterbesetzung oder fehlende räumliche Ausstattung;
- Angehörige, die die Pflegenden gern in die Betreuung des Sterbenden einbeziehen würden, tauchen oft gar nicht erst auf;
- Mit Patienten aus anderen Kulturräumen gelingt manchmal nicht einmal die sprachliche Verständigung;
- Oft bleibt zu wenig Zeit, sich in Ruhe um die Bedürfnisse des sterbenden Patienten zu kümmern;

Aufgabe 10.7

- Die Atmung wird unregelmäßig, schnappend und rasselnd
- Der Pulsschlag wird unregelmäßig und setzt gelegentlich aus
- Der Blutdruck fällt ab
- Die Temperatur fällt ab (Ausnahmen bilden v. a. infektiöse Erkrankungen)
- Die Haut ist kalt, blass und bläulich
- Das Bewusstsein schwindet

Aufgabe 10.8

Klinischer Tod: Tritt bei Stillstand von Atmung und Kreislauf ein und ist durch die *unsicheren Todeszeichen* gekennzeichnet
Dissoziierter Hirntod: Definitiver Ausfall aller Gehirnfunktionen. Herzkreislauf- und Lungenfunktion sind dagegen durch intensivmedizinische Unterstützung noch erhalten.
Biologischer Tod: Das Erlöschen *sämtlicher* Organfunktionen.

Kapitel 11

Aufgabe 11.1

Informationen sammeln, Probleme und Ressourcen erfassen, Ziele festlegen, Maßnahmen planen, Maßnahmen durchführen, Überprüfen und verbessern/anpassen.

Aufgabe 11.2

Befragungen des Patienten und/oder seiner Angehörigen, Beobachtung des Patienten (auch in seinem sozialen Umfeld), ggf. Hinzuziehen von Assessment-Instrumenten, z. B. Dekubitusskala, Spontane Äußerungen des Patienten, seiner Angehörigen oder Mitpatienten und sonstige Gespräche, Krankengeschichte, Untersuchungsergebnisse und Einweisungsdiagnose, Pflege- und Überleitungsberichte von verlegenden Stationen, früheren Krankenhausaufenthalten oder betreuenden ambulanten Pflegediensten,
Teammitglieder und Angehörige anderer therapeutischer Berufe, die Kontakt mit dem Patienten haben, z. B. Physiotherapeuten.

Aufgabe 11.3

- **Generelle Pflegeprobleme:** Betreffen alle Patienten unter den gleichen Bedingungen, z. B. Pneumoniegefahr bei allen älteren, immobilen Patienten oder die erhöhte Infektionsgefahr bei allen abwehrgeschwächten Patienten.
- **Individuelle Pflegeprobleme:** Dabei handelt es sich um spezifische Probleme einzelner Patienten, die nicht zuletzt aus den generellen Pflegeproblemen erwachsen können.

Aufgabe 11.4

*North **A**merican **N**ursing **D**iagnosis **A**ssociation*

Aufgabe 11.5

- *Passend.* Es ist auf ein Problem bezogen
- *Patientenorientiert* und *realistisch.* Es ist für diesen Patienten tatsächlich erreichbar
- *Positiv.* Es legt fest, was erreicht und nicht, was vermieden werden soll
- *Überprüfbar.* Es enthält eine Zeitangabe, bis wann es erreicht sein soll, und eine präzise Beschreibung des bis dahin erreichten Zustands.

Aufgabe 11.6

- Sind seit der letzten Planung neue Informationen hinzugekommen?
- Sind neue Probleme bzw. Pflegediagnosen aufgetreten?
- Konnten neue Ressourcen entdeckt werden?
- Sind die angestrebten Ziele erreicht worden und wenn nicht, warum nicht?
- Können Maßnahmen abgesetzt bzw. müssen neue Maßnahmen ergriffen werden?
- Waren die Maßnahmen so wie geplant durchführbar?

Aufgabe 11.7

- Informationen allen an der Pflege und Therapie Beteiligten zur Verfügung zu stellen
- Informationen übersichtlich zu ordnen
- Informationen nachlesen und (auch durch Dritte) nachprüfen (lassen) zu können
- Daten für Erhebungen zu sammeln (Pflegeforschung)
- Erbrachte Leistungen abrechnen zu können (Leistungserfassung)
- Auch im juristischen Sinne die erbrachten Leistungen nachweisen können
- Der Verpflichtung des Krankenpflegegesetzes (§ 3) zur Dokumentation zu genügen.

Aufgabe 11.8

Stammblatt, Fieberkurve, Pflegebericht, Durchführungsnachweis, Befundmappe.

Kapitel 12

Aufgabe 12.1

Beobachten: Aufmerksames, methodisches und zielgerichtetes Wahrnehmen, um Informationen zu gewinnen und Entscheidungen zu treffen.
Wahrnehmen: Zufälliges, nicht absichtliches Erkennen und Verarbeiten von Sinneseindrücken.

Aufgabe 12.2

z. B.: Größe, Gewicht, Puls, Blutdruck, Mimik, Gestik, Sprache, Schlaf, Bewusstsein, Haltung, Gang, Haut, Verhalten, Sputum, Erbrechen, Stuhl, Urin …

Aufgabe 12.3

Blutdruck: Kraft, die das Blut auf die Gefäßwand der Arterien und Venen ausübt. Meist gemessen in der konventionellen Einheit Millimeter Quecksilbersäule (mmHg), v. a. bei maschineller Messung auch in der neueren Einheit Kilopascal (kPa); 7,5 mmHg = 1 kPa.
Systolischer Blutdruck: Maximaler Druck im Gefäß (Spitzendruck); entsteht während der Herzkammersystole.
Diastolischer Blutdruck: Minimaler Druck im Gefäß während der Herzkammerdiastole, wird also auch in der Zeit zwischen zwei Herzschlägen nicht unterschritten und ist Maß für die Dauerbelastung der Gefäßwände. Der diastolische Wert gibt an, mit welchem Druck die Koronararterien perfundiert werden.
Mitteldruck (MAD): Mittlerer arterieller Druck zwischen systolischem und diastolischem Blutdruck, entspricht *nicht* exakt dem arithmetischen Mittel. Der MAD ist wichtig im Rahmen einer Reanimation, um das Ausmaß der Organschädigung und die Effektivität der Herzdruckmassage einschätzen zu können.
Blutdruckamplitude: Differenz zwischen systolischem und diastolischem Blutdruck. Bei einem Blutdruck von 120/80 mmHg beträgt die Amplitude demnach 40 mmHg.

Aufgabe 12.4

Siehe Tabelle unten.

Aufgabe 12.5

Body-Mass-Index; BMI [kg/m²] =
Gewicht [kg] : (Größe [m] × Größe [m])
Normbereich: 18,5 – 24,9 kg/m².

Aufgabe 12.6

- Alter über 70 Jahre
- Einnahme von über vier verschiedenen Medikamenten
- Reduzierter Allgemeinzustand
- Körperliche Behinderung
- Wahrnehmungsstörungen
- Sehstörungen
- Immobil und inaktiv
- Post-Fall-Syndrom

Aufgabe 12.7

- Schlafzyklus: Schlaf- und Wachphasen, Zeitpunkt des Einschlafens und des Erwachens
- Gesamtschlafzeit, die sich aus Nacht- und Tagesschlaf zusammensetzt
- Art des Schlafes: Ruhig, tief, oberflächlich
- Schlafhaltung: Liegt der Patient in Bauch-, Seiten- oder Rückenlage?
- Begleitgeräusche: Schnarchen, Stöhnen, Zähneknirschen
- Pathologische Begleiterscheinungen: Bettnässen, Schlafwandeln
- Befinden nach dem Aufwachen: Fühlt sich der Patient erholt oder abgespannt?
- Reaktionen auf Schlafmittel
- Individuelle Schlafgewohnheiten

Kapitel 12, Aufgabe 12.4

Physiologische Ursachen	Pathologische Ursachen
Sport, Hitze, Anstrengung, Aufregung	Fieber, Verbrennungen 1. Grades, Sonnenbrand, Entzündung
Schreck, Angst, Veranlagung Kälte	Blutung, Hypotonie, arterielle Durchblutungsstörungen, z. B. pAVK, Anämie
Bei Neugeborenen	Lebererkrankungen, z. B. Leberzirrhose und Hepatitis, Hämolyse
Bei sehr kälteempfindlichen Menschen, z. B. nach längerem Baden in kaltem Wasser	Herzinsuffizienz (angeborene) Herzfehler, respiratorische Insuffizienz

Aufgabe 12.8

Quantitative Bewusstseinsstörungen: Bewusstseinsstörung, bei der *alle* Fähigkeiten des Bewusstseins gleichzeitig gestört sind.
Qualitative Bewusstseinsstörungen: Bewusstseinsstörung, bei der jeweils *einzelne* Fähigkeiten des Bewusstseins, z. B. die Orientierungsfähigkeit, betroffen sind.
Verwirrtheit: Bewusstseinsstörungen mit komplexem Symptombild aus Desorientiertheit, Denkstörungen und Gedächtnisstörungen.

Kapitel 13

Aufgabe 13.1

Siehe Tabelle unten.

Aufgabe 13.2

Ein-Helfer-Methode:
Steht nur ein Helfer zur Verfügung, beginnt er die Reanimation mit 30 Brustkorbkompressionen und führt anschließend zwei Atemspenden durch (Verhältnis 30:2). Diesen Rhythmus behält er bei.
Zwei-Helfer-Methode:
Bei der Zwei-Helfer-Methode beatmet der eine Helfer, und der andere führt die Herzmassage durch. Die beiden Helfer stimmen sich dabei so ab, dass auf jeweils 30 Herzkompressionen zwei Atemspenden folgen (Verhältnis 30 : 2). Da die Herzmassage über längere Zeit sehr anstrengend ist, sollten sich die beiden Helfer im Abstand von 1 – 2 Min. abwechseln.

Aufgabe 13.3

- Volumenmangelschock
- Kardiogener Schock
- Septischer Schock
- Anaphylaktischer Schock

Ursachen & Maßnahmen: detailliert in 13.5.2 bis 13.5.5

Aufgabe 13.4

- **Verbrennung 1. Grades:** Lokale Schwellung und Rötung. Die Schädigung ist auf die Oberhaut (Epidermis) beschränkt. Die Haut schuppt später ab; es bleiben keine Narben.
- **Verbrennung 2. Grades:** Zusätzliche Bildung von **Brandblasen** mit starken Schmerzen. Auch die Lederhaut (Korium) ist betroffen. Je nach Tiefenausdehnung erfolgt die Abheilung ohne oder mit Narbenbildung.
- **Verbrennung 3. Grades:** Komplette Zerstörung der Haut mit den Hautanhangsgebilden – sog. *Verkohlung*. Eine Selbstheilung ist nicht mehr möglich.
- Die schwere drittgradige Verbrennung kann auch Unterhaut, Knochen, Sehnen und Muskulatur betreffen und heißt dann auch **Verbrennung 4. Grades.**

Aufgabe 13.5

- Marmorierte (fleckig-weiße), später blasse und kaltschweißige Haut
- Eingefallenes Gesicht des Patienten
- Kollabierte Halsvenen
- Frieren des Patienten

Kapitel 13, Aufgabe 13.1

• Leichtere Störungen: Verwirrung, Verlangsamung, (leichte) Schläfrigkeit • Schwerere Störungen: Zunehmende Schläfrigkeit mit immer geringeren Reaktionen bis zur Bewusstlosigkeit	• Vergiftungen • Alle Formen des Schocks • Diabetisches Koma • Schwerer Schlaganfall • Schädel-Hirn-Trauma • Epilepsie
• Veränderungen des Pulses • Veränderte Hautfarbe (weiß, grau oder blau) • Bewusstseinsstörungen	• Herzinfarkt, Herzinsuffizienz, Herzrhythmusstörungen • Blutungen (nach innen oder außen) • Sepsis, Anaphylaxie
• Insuffiziente (schwache, schnappende oder fehlende) Atmung • Übermäßige Atemanstrengungen • Abnorme Atemgeräusche (z. B. Stridor) • Veränderte Hautfarbe (grau oder blau)	• Hochgradige Verengung/Verlegung der Atemwege • Kardiogener Schock • Lungenembolie • Brustkorbverletzungen • Vergiftungen • Aspiration

- Reaktionen auf Umweltreize verlangsamt
- Durch den Flüssigkeitsverlust hat der Patient außerdem Durst.

Aufgabe 13.6

- Patienten beruhigen, hinlegen und in Autotransfusionslage bringen (F oben). Ausnahme: Blutungen an Kopf, Lunge und oberem Magen-Darm-Trakt
- Sauerstoff (100%) 6–8 l/Min. geben, ggf. reanimieren
- Starke Blutungen durch Druckverband oder Abdrücken zuführender Arterien stillen
- Große zentralvenöse Zugänge (evtl. ZVK) legen. Großzügige Infusionstherapie zum Volumenausgleich durchführen, z. B. isotone Kochsalzlösung, bei Blutverlust evtl. auch Transfusion von Erythrozytenkonzentraten
- Kreislauf durch Gabe von Katecholaminen unterstützen
- Azidose und Elektrolytverluste je nach Laborbefunden ausgleichen
- Laufendes Monitoring der Vitalparameter durchführen

Aufgabe 13.7

Symptome: Plötzliches Hinfallen, zuckende Bewegungen oder Verkrampfungen (= tonisch-klonische Krämpfe), Bewusstlosigkeit (u. weitere).
Maßnahmen: Vermeiden von Verletzungen während des Krampfs (Stühle wegräumen) Krampfende Arme und Beine dürfen wegen der Verletzungs- und Frakturgefahr nicht festgehalten werden. Die Injektion krampflösender Arzneimittel (z. B. Diazepam = Valium®) ist bei einem *einzelnen* Krampfanfall umstritten, bei *Krampfserien* oder langem, ununterbrochenem Krampfen *(Status epilepticus)* aber zwingend erforderlich. Ist der Patient nach dem Anfall weiterhin bewusstlos, wird er (bei vorhandener Atmung) in die stabile Seitenlage gebracht.

Aufgabe 13.8

- Gebrauchte Kanülen niemals liegen lassen, sondern sofort ohne Verpackungsmateralien in den Kanülenwegwerfbehälter (➤ Plastikkanister) werfen. Nicht in die Schutzkappe zurückstecken
- Kanülenwegwerfbehälter regelmäßig leeren (Gefahr durch herausstehende Kanülen).

Kapitel 14

Aufgabe 14.1

Eigen: Jetzige Anamnese, frühere Anamnese, Sozialanamnese, Familienanamnese
Fremd: (Wenn Eigenanamnese unmöglich oder nicht ausreichend) Bewusstlose, Kinder, desorientierte/verwirrte Patienten.

Aufgabe 14.2

Inspektion *(Betrachtung),* z. B. der Haut (bei Lebererkrankungen evtl. gelblich verfärbt), der Atembewegungen des Brustkorbs (seitengleich?), von Gliedmaßen (Fehlstellungen bei Knochenbrüchen)
Palpation *(Tastuntersuchung),* z. B. Fühlen des Pulses, Abtasten innerer Organe (z. B. der Leber) durch die Bauchdecke
Perkussion *(Klopfuntersuchung),* z. B. der Lunge
Auskultation *(Abhorchen)* mit dem Stethoskop

Aufgabe 14.3

- Jede anstehende Maßnahme wird dem Kind altersentsprechend erklärt
- Unangenehme oder gar schmerzhafte Untersuchungen müssen als solche angesprochen werden. Verharmlosungen zerstören das Vertrauen des Kindes
- Eltern werden ausdrücklich zu Zuspruch und Trost ermutigt und ggf. angeleitet, wie sie ihrem Kind am besten beistehen können
- Das Mitnehmen eines vertrauten Spielzeugs, z. B. Kuscheltier, kann dem Kind helfen
- Ein Kind, das geschickt abgelenkt und gut gehalten wird, verspürt häufig nur den halben Schmerz
- Nach jedem Eingriff wird das Kind getröstet und möglichst auf den Arm genommen.

Weiter schlüssige Antworten sind möglich!

Aufgabe 14.4

Vorbereitung: Die Zuverlässigkeit der Labordiagnostik hängt in hohem Maße von der sorgfältigen Vorbereitung des Patienten (z. B. Nüchternlassen des Patienten) und der Probengewinnung ab, beispielsweise der korrekten Hautdesinfektion.
Transport: Vor allem bei Spezialuntersuchungen sind häufig besondere Transportbedingungen erforderlich wie etwa ein Versand in speziellen Nährmedien, lichtgeschützten Behältern, kalt auf Eis oder warm mit Brutschrankzwischenlage-

rung. Eine Nichtbeachtung dieser Vorschriften führt zu falschen Ergebnissen und damit zu falschen therapeutischen Konsequenzen.
Identifikation: Nicht unterschätzt werden darf die Verwechslungsgefahr von Probenmaterial. Deshalb sind Probengefäße (nicht z. B. deren Deckel) *vor* Probenentnahme mit Patientendaten zu versehen.

Aufgabe 14.5

Vorbereitung

- Patienten informieren
- Durchblutung ggf. durch Herabhängenlassen des Armes verbessern
- Materialien bereitlegen

Durchführung und Nachbereitung

- Hände desinfizieren
- Haut desinfizieren
- Schutzhandschuhe anziehen
- Mit der Lanzette zügig einstechen
- Ersten Tropfen mit trockenem Tupfer abwischen
- Kapillarblut luftfrei in die Kapillare aufnehmen
- Einstichstelle mit Tupfer komprimieren (ggf. Pflaster)

Aufgabe 14.6

Klinisch-chemisch: Elektrolyte, Enzyme, Bluteiweiße, Blutfette, Blutgerinnung, Hormone
Hämatologisch: Blutbild (rot/weiß), Blutsenkung
Serologisch-immunologisch: Blutgruppenbestimmung, CRP, Infektions- und Allergienachweis

Aufgabe 14.7

- Vor allen Kontrastmitteluntersuchungen: Schilddrüsenwerte und Kreatininwert im Blut bestimmen lassen, weitere Untersuchungen je nach hausinternen Richtlinien organisieren (z. B. EKG, Röntgenaufnahme des Thorax bei Patienten über 40 Jahren)
- Patienten zur Untersuchung nüchtern lassen
- Lose Zahnprothesen entfernen
- Venösen Zugang legen (lassen)
- Patienten während und bis 15 Min. nach der Untersuchung auf die Symptome einer Kontrastmittelunverträglichkeit beobachten.
- Äußerungen des Patienten wie „mir wird so komisch" unbedingt ernst nehmen. Kontrastmittelzufuhr stoppen und sofort den Arzt benachrichtigen
- Vorher: sicherstellen, dass Sauerstoffgerät sowie Notfallkoffer bzw. -wagen mit Reanimationsbesteck und Notfallmedikamenten bereitstehen.
- Nach der Untersuchung auf ausreichendes Trinken des Patienten (Arztrücksprache bei Herzinsuffizienz) achten.

Aufgabe 14.8

Punktion: Einstechen mit spezieller Nadel in Gefäße, Körperhohlräume oder Organe, um physiologische oder pathologische Körperflüssigkeiten oder Gewebe zu entnehmen.
Biopsie: Entnahme einer Gewebeprobe am lebenden Patienten.

Aufgabe 14.9

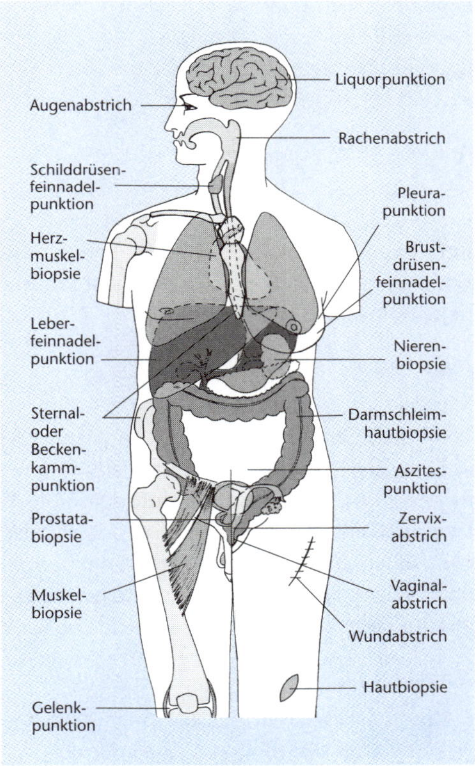

Abb. 14.3: Punktionen und Biopsien. [A400-215]

Kapitel 15

Aufgabe 15.1

Emulsionen: Mischung zweier nicht ineinander löslicher Flüssigkeiten, z. B. Öl-in-Wasser- und Wasser-in-Öl-Emulsion. Verabreichung: Kutan
Salben: Wirkstoff eingebettet in streichfähige Grundmasse, meist auf Fettbasis. Verabreichung: Kutan

Dragee (Lacktablette): Tablette mit zusätzlichem Überzug (meist Zuckerguss). Genaue Dosierung, gut zu schlucken, geschmacksneutral, nicht teilbar. Verabreichung: Oral
Tablette: Fest gepresstes Pulver in meist runder Form Genaue Dosierung, oft teilbar, oft schlecht zu schlucken. Verabreichung: Oral
Zäpfchen: Einbettung des Wirkstoffs in eine Fett-Grundlage, die bei Körpertemperatur schmilzt. Effektive Wirkstoffmenge stark schwankend. Verabreichung: Meist rektal. Bei Vaginalzäpfchen vaginal
Lösungen: Fester Wirkstoff, vollständig gelöst in einem Lösungsmittel (z. B. Wasser, Alkohol). Auch zur Herstellung von Inhalaten. Verabreichung: Kutan, oral, parenteral
Kapseln: Feste oder flüssige Arzneisubstanz in einer im Magen-Darm-Kanal löslichen Hülle. Nicht teilbar, Öffnen oft möglich. Pulverhaltige Kapseln auch zur Herstellung von Inhalaten. Verabreichung: Meist oral

Aufgabe 15.2

Von links oben nach rechts unten: intramuskulär; subkutan 90 Grad; subkutan 45 Grad; intravenös; intrakutan
Hautschichten: Haut (Kutis), Unterhaut (Subkutis), Muskulatur

Aufgabe 15.3

Material:
Verordnete Infusionsflasche mit Aufhängevorrichtung, falls diese nicht bereits an der Infusionsflasche vorhanden ist, steriles Infusionsbesteck, Desinfektionsmittel, bei Bedarf Infusionsständer, ggf. Bakterienfilter, ggf. Mehrfachverbindungen und Dreiwegehähne, ggf. verordnete Arzneimittel zum Zumischen.

Aufgabe 15.4

- Infusionsflasche/-beutel auf Unversehrtheit, Verfallsdatum, Trübung, Kristallisierung oder Ausflockung kontrollieren
- Arbeitsfläche desinfizieren und hygienische Händedesinfektion durchführen
- Verschlussabdeckung der Infusionsflasche entfernen und Einstichstelle desinfizieren (Einwirkzeit beachten). Gummistopfen von Plastikflaschen müssen nicht desinfiziert werden
- Infusionsbesteck auspacken, Durchflussregler und Belüftungsventil/Bakterienfilter schließen. Bei nicht geschlossenem Ventil kann dieses feucht und damit unbrauchbar werden
- Dorn der Infusionsleitung in die *stehende* Flasche bzw. den schräg gehaltenen Beutel stechen
- Infusionsflasche/-beutel aufhängen
- Tropfkammer durch Komprimieren und Loslassen zu ⅔ (bis zur Markierung) füllen
- Belüftungsventil öffnen. Bei Plastikflaschen kann, bei Glasflaschen muss der Belüftungsfilter geöffnet werden
- Durchflussregler langsam öffnen, Infusionsleitung blasenfrei füllen und Durchflussregler wieder schließen.

Aufgabe 15.5

- Material vorbereiten
- Patienten informieren
- Störende Bekleidung des Patienten entfernen
- Beruhigend auf den Patienten einwirken/ablenken
- Haut im Bereich der Punktionsstelle rasieren
- Patienten lagern
- Assistenz beim Legen des Katheters
- Punktionsstelle verbinden
- Anmeldung/Vorbereitung Röntgenkontrolle

Aufgabe 15.6

Keine einheitliche Lösung möglich. Je nach Erfahrung und Ausbildungsstand sind hier verschiedene Lösungsmöglichkeiten zulässig.

Aufgabe 15.7

a) Grundlage aller Berechnungen: 1 ml entspricht ca. 20 Tropfen. 1 Tropfen pro Minute = 3 ml pro Stunde
b) 500 ml × 20 Tropfen/ml = 10 000 Tropfen: (12 × 60 Min) = 10 000 Tropfen : 720 Minuten = 13,88 Tropfen/Minute; 60 Sekunden : 13,88 Tropfen = 4,32 Tropfen/Sekunde → ca. alle 4 Sekunden (exakt: 4,32) muss ein Tropfen fallen.

Aufgabe 15.8

Akupunktur: Wirkung ist nach wie vor unklar; derzeit wird die Akupunktur vor allem bei Rücken- und Knieschmerzen angewendet, seltener z. B. bei Migräne.
Phytotherapie: Arnikablüten, Paprikafrüchte, Heublumen, Kiefernsprossen und Guajakholz eignen sich zur Schmerzbehandlung bei Erkrankungen des Bewegungsapparats. Sie werden häufig mit physikalischen Maßnahmen wie Wärmebehandlung kombiniert.
Körperliches Training: wirkt über eine Akti-

vierung des körpereigenen Endorphinsystems und möglicherweise den Serotoninhaushalt im Gehirn. Darüber hinaus vermindert es z. B. Schonhaltungen und kann so Schmerzen vorbeugen. Zudem ist körperliches Training als Prophylaxe vieler weiterer Komplikationen hilfreich.

Elektrotherapie: Zwei wichtige Verfahren: **TENS: t**ranskutane **e**lektrische **N**ervenstimulation und Rückenmarkstimulation (**SCS** = **s**pinal **c**ord **s**timulation)

Psychotherapeutische Verfahren: Verhaltenstherapeutische Ansätze; Schmerzbewältigungsverfahren; Stressbewältigungsprogramme; Biofeedback

Chirurgische Therapie: Als letzte Möglichkeit mit dem Einsatz chirurgischer neurodestruktiver Verfahren.

Kapitel 16

Aufgabe 16.1

Blutdruck im intrathorakalen Hohlvenensystem. Maß für die Funktion des rechten Herzens und den Füllungszustand des venösen Systems.

Aufgabe 16.2

Händedesinfektionsmittel, Desinfektionsspray, Thoraxschublehre mit eingebauter Wasserwaage, Wasserfester Markierungsstift, ZVD-Set (z. B. Medifix®) mit Infusionssystem: Verbindungsschlauch zur Infusion, zum ZVK sowie zur Messleiste und Dreiwegehahn Infusionsständer und Messleiste (in cm H_2O graduiert), NaCl 0,9% zur Infusion (wegen des geringen Verbrauchs 100- bzw. 250-ml-Flasche ausreichend)

Aufgabe 16.3

Maßnahmen der allgemeinen präoperativen Pflege (➤ 15.10.2), Organisation aller angeordneten Untersuchungen: EKG, Blutuntersuchungen, Blutgruppenbestimmung, Rö-Thorax, Lungenfuktionsprüfung, Echokardiographie (➤ 16.3.4), Sonographie der hirnversorgenden Gefäße (➤ 14.6.7 und 33.3.3), Pneumonieprohylaxe, Nahrungsabbau, Rasur und Darmreinigung je nach Stationsstandard, psychische Begleitung.

Aufgabe 16.4

Siehe *Pflege Heute*, Abb. 16.14

Aufgabe 16.5

Entspannung der glatten Gefäßmuskulatur: 1) Erweiterung der Venen → Blutrückstrom zum Herzen wird geringer → Vorlast sinkt; 2) Arterienerweiterung → Widerstand wird geringer → Nachlast sinkt; 3) Direkte Erweiterung der Herzkranzgefäße

Aufgabe 16.6

Minimierung aller vermeidbaren Risikofaktoren; bestmögliche Therapie weiterer Risikoerkrankungen (z. B. Hypertonie, Diabetes), Vermeidung individuell Angina Pectoris auslösender Situationen (große Anstrengungen, Kälte …), Abbau von Übergewicht, regelmäßige körperliche Aktivität, Erkennen von Warnzeichen, Umgang mit Nitraten

Rollenspiel: Hier gibt es keine Lösung; vielmehr soll per Feedback und Reflexion im Tandemlernen die sozial-kommunikative Kompetenz des Lernenden eingeschätzt werden

Compliance: Einverständnis, Einhalten, Kooperation, Zusammenarbeit

Aufgabe 16.7

I: Keine Beschwerden bei normaler Belastung, aber Nachweis einer beginnenden Herzerkrankung durch (technische) Untersuchungen

II: Leichte Beschwerden bei normaler Belastung, mäßige Leistungsminderung

III: Erhebliche Leistungsminderung bei normaler Belastung

IV: Ruhedyspnoe

NYHA: New York Heart Association

Aufgabe 16.8

1) Veränderte Blutströmungen; 2) Kleinste Endokardverletzungen; 3) Thrombotische Auflagerungen; 4) Bakterielle Besiedlung → Bakteriämie; 5) Bakterielle Endokarditis; 6a) Zerstörung einer Herzklappe; 6b) Systemische Beteiligung

Aufgabe 16.9

A3, B1, C2

Aufgabe 16.10

Regelmäßige Temperatur- und Kreislaufkontrollen; auf Zeichen einer Exsikkose/Dehydratation achten; Flüssigkeitshaushalt bilanzieren; Flüssigkeitsverluste ersetzen, Getränke anbieten; leicht verdauliche, vitaminreiche Kost reichen, z. B. Obst, Joghurt oder Quarkspeisen, Zwischenmahlzeiten; wegen der Obstipationsgefahr auf regelmäßigen Stuhlgang achten; Zimmer ruhig halten, evtl. abdunkeln; Prophylaxen je nach Gefährdung durchführen; evtl. Maßnahmen zur Fiebersenkung (Kontraindikationen beachten!).

Kapitel 17

Aufgabe 17.1

S wie **S**tehen und **S**itzen ist schlecht, **L** wie **L**aufen und **L**iegen ist gut.

Aufgabe 17.2

- Vitalzeichen kontrollieren
- Arzt benachrichtigen
- Bei blasser, kalter Haut und Fehlen der Fußpulse (dringender Verdacht auf arteriellen Gefäßverschluss) betroffene Extremität *tief* lagern, Wattepackung anlegen und/oder Wollstrümpfe anziehen, Patienten Bettruhe einhalten lassen (Arztanordnung). Venösen Zugang für die Schmerztherapie und die intravenöse Heparinisierung vorbereiten. Evtl. OP-Vorbereitungen durchführen, Patienten nüchtern lassen
- Bei livider, warmer Haut (wahrscheinlichste Ursache ist eine Thrombose) Bein *hoch* lagern (z. B. mit Keel-Schiene), Patienten Bettruhe einhalten lassen (auf Arztanordnung) und Materialien für venösen Zugang zur eventuell notwendigen intravenösen Heparinisierung vorbereiten. Ggf. OP-Vorbereitung treffen
- Bei akutem Gefäßverschluss an einer Extremität Dekubitusprophylaxe, vor allem an der betroffenen Extremität, durchführen
- Schmerzlokalisation und -intensität, Hautfarbe und Hautwärme, Bein- und Fußpulse, Beinumfang, Sensibilität und Motorik beobachten und dokumentieren. Je nach ärztlicher Anordnung Vitalzeichen weiter engmaschig kontrollieren.

Aufgabe 17.3

Ernährung: z. B. zu hohe Kochsalzzufuhr, niedrige Kaliumaufnahme, zu viel Alkohol
Lebensstil: z. B. Bewegungsmangel (→ Übergewicht), ungünstige Verhaltungsweisen der Stressverarbeitung (→ erhöhte Symphatikusaktivität)
Genetische Faktoren: z. B. Salzempfindlichkeit, renale Faktoren, Symphathikusaktivität

Aufgabe 17.4

Keine eindeutige Reihenfolge als Vorgabe. Die wichtigsten Elemente sind in *Pflege Heute* 17.4.2 zu finden. Verschiedene Lösungen können korrekt sein, wenn die Begründung dazu passt.

Aufgabe 17.5

Im weiteren Sinn Sammelbezeichnung für verschiedene chronische Arterienerkrankungen, die mit einer Verhärtung und Verdickung der Arterienwand einhergehen. Im engeren Sinn Synonym für die häufigste dieser Erkrankungen, die **Atherosklerose** mit vorherrschenden Intimaveränderungen der großen Arterien mit der Folge einer Einengung des Gefäßlumens und daraus resultierenden Durchblutungsstörungen.

Aufgabe 17.6

Von oben nach unten: Karotisgabel, Koronararterien, Aortenbifurkation, Femoralisgabel, A. femoralis, Aa. Tibiales; Verweis auf die Abb. 17.17. *Pflege Heute*

Aufgabe 17.7

I: Keine Beschwerden, aber nachweisbare Veränderungen (Stenose/Verschluss)
II: Claudicatio intermittens; II a: Schmerzfreie Gehstrecke: > 200 m, II b: Schmerzfreie Gehstrecke: < 200 m
III: Ruheschmerz in Horizontallage
IV: Ruheschmerz, Nekrose, Gangrän

Aufgabe 17.8

Prävention und Gesundheitsberatung: Nikotinkarenz. Motivation zur Raucherentwöhnung ist die wesentliche, oft Monate dauernde Aufgabe aller an der Betreuung des Patienten Beteiligten.
Ernährung: Ausschaltung von Risikofaktoren; bei Übergewicht: Reduktionskost; bei erhöhten Blutfettwerten: fettarme Diät. Bei Diabetikern: BZ-Einstellung in den Normbereich
Bewegung: Einhaltung des Gehtrainings; weitere Maßnahmen nach Arztabsprache und individueller Situation des Patienten.
Lagerung: Vor allem bei Ruheschmerzen hat sich folgende Wechsellagerung bewährt: Die Beine 10 – 15 Min. flach im Bett ausstrecken, dann die Beine für kurze Zeit – warm eingepackt – auf einem etwas niedrigeren Hocker lagern. Ggf. mehrmals wiederholen.

Kapitel 18

Aufgabe 18.1

Atemnot = Das (subjektive) Gefühl, „nicht genug Luft zu bekommen" und die Atemtätigkeit steigern zu müssen. Meist Ausdruck einer schweren Atmungsstörung unterschiedlicher Ursache und in der Regel mit sichtbar verstärkter Atemarbeit (z. B. Tachypnoe, Auxiliaratmung) einhergehend.

Aufgabe 18.2

Alarm auslösen; Patienten nicht alleine lassen; Ruhe und Sicherheit vermitteln; bei Notfall- oder Bedarfsmedikation: Medikament nach Anordnung verabreichen; Oberkörper hoch, bei bekannter Herzinsuffizienz zusätzlich Beine tief lagern; beengende Kleidung entfernen, evtl. Fenster öffnen; Atemhilfsmuskulatur unterstützen; Patienten zu ökonomischer Atmung anleiten (z. B. zur dosierten Lippenbremse); auf Arztanordnung Sauerstoff geben; je nach Zustand: Verlegung des Patienten auf die Intensivstation oder Intubation vorbereiten; auf Arztanordnung Bronchialsekret absaugen; Bewusstseinslage, Hautfarbe, Atmung, Blutdruck und Pulsfrequenz engmaschig kontrollieren und Geschehen dokumentieren.

Aufgabe 18.3

Hypoventilation: Im Verhältnis zum Sauerstoffbedarf des Körpers zu geringe Belüftung der Alveolen mit vermindertem Atemminutenvolumen und Anstieg von pCO_2

Hyperventilation: Gesteigertes Atemminutenvolumen über die Stoffwechselbedürfnisse des Körpers hinaus mit zu niedrigem pCO_2 (Hypokapnie)

Aufgabe 18.4

Je nach Standard des Hauses können die Maßnahmen voneinander abweichen.

- Einzelzimmerunterbringung (in der Regel bis der Erregernachweis im Sputum dreimal negativ war).
- Information des Patienten, dass er sich beim Husten oder Niesen ein Papiertuch vor Mund und Nase halten soll.
- Möglichst gleich bleibender Personalstamm zur Betreuung des Patienten (nur so viel Mitarbeiter wie nötig).
- Anlegen von Mund-Nasen-Schutz und Schutzkittel bei Betreten des Zimmers, von Handschuhen bei möglichem Kontakt mit infektiösem Material. Besondere Vorsicht beim Umgang mit Sputum, nicht anhusten lassen. Beim Absaugen zusätzlich Schutzbrille.
- Händedesinfektion immer zweimal, Einwirkzeit jeweils 30 Sek.
- Besuche in der Regel nur von Angehörigen nach vorheriger Aufklärung über Infektionsgefährdung und Hygienemaßnahmen.
- Bei unumgänglichen Transporten Schutzkittel und Mund-Nasen-Schutz für den Patienten. Dabei ist ein chirurgischer Mund-Nasen-Schutz ausreichend.
- Verbleib aller Gebrauchsgegenstände im Zimmer.
- Beim Geschirr krankenhausübliche Hygienemaßnahmen. Entsorgung sämtlichen Mülls gesondert als infektiös (Trennung ist sonst nicht praktikabel).
- Desinfektion nur mit Desinfektionsmitteln, die nach der Liste der Deutschen Gesellschaft für Hygiene und Mikrobiologie (DGHM-Liste) wirksam sind.

Aufgabe 18.5

Keine starre Lösungsvorgabe, da je nach Erfahrung der Auszubildenden unterschiedliche Schwerpunkte zu setzen sind. Häufige Inhalte von Schulungsprogrammen sind:

- Ursachen, Auslöser und Symptome des Asthma
- Wahrnehmung und Einschätzung der Atmung und der Lungenfunktion
- Peak-Flow-Meter und Ampelschema
- Asthmaprotokoll, Patiententagebuch
- Medikamentöse Therapie, Umgang mit Medikamenten und individuellem Behandlungs-/Notfallplan, Selbstanpassung der Therapie nach Vorgaben des Arztes (Selbstmanagement)
- Inhalatiergeräte, Inhalationstechnik
- Atemtraining, atemerleichternde Positionen, Atemtechniken zur Verminderung der Atemwegsverengung, z. B. dosierte Lippenbremse
- Verhalten bei akutem Asthma-Anfall
- Entspannungstechniken
- Ausdauertraining und Sport
- Bedeutung regelmäßiger Arztbesuche und Lungenfunktionsprüfung
- Kontaktadressen und Hinweise auf Selbsthilfegruppen

Aufgabe 18.6

- Aerosolbehälter schütteln
- Schutzkappe abnehmen
- Tief ausatmen
- Mundstück in den Mund führen (Arzneimittelbehälter zeigt nach oben) und mit den Lippen fest umschließen
- Während langsamer, tiefer Einatmung Druck auf den Kanister ausüben (Arzneimittel wird freigesetzt)
- Ca. fünf Sekunden Luft anhalten
- Langsam (über die Nase) wieder ausatmen.

Aufgabe 18.7

Pneumothorax: Ansammlung von Luft im normalerweise spaltförmigen Raum zwischen den beiden Pleurablättern. Durch Aufhebung des Unterdrucks im Pleuraspalt kommt es zu einem teilweisen oder kompletten Kollaps des betroffenen Lungenflügels, der dann nur noch vermindert oder gar nicht mehr am Gasaustausch teilnimmt.

- **Idiopathischer Spontanpneumothorax:** Zum Teil mit Ruptur einer direkt unter der Pleura gelegenen Emphysemblase (v. a. Männer zwischen 20 und 40 Jahren)
- **Symptomatischer** oder *sekundärer* **Spontanpneumothorax:** Folge anderer Lungenerkrankungen wie etwa einem Abszess oder einem Lungenkarzinom
- **Offener Pneumothorax** mit Brustwanddefekt (z. B. nach einer Stichverletzung)
- **Geschlossener Pneumothorax,** bei dem nur die Pleura selbst verletzt ist (z. B. nach Rippenfraktur oder Bronchusriss).
- Der **iatrogene Pneumothorax** als Komplikation einer ärztlichen Maßnahme.

Aufgabe 18.8

ARDS *(adult* oder *acute respiratory distress syndrome,* deutsch *akutes Lungenversagen, Atemnotsyndrom des Erwachsenen, Schocklunge, hyalines Membran-Syndrom):* Akute respiratorische Insuffizienz bei vorher Lungengesunden, z. B. als Folge eines länger andauernden Schocks jeglicher Ursache. Letalität 40 – 70 %.

Kapitel 19

Aufgabe 19.1

Materialien und Vorbereitung

Materialien zum Legen einer gastrointestinalen Sonde 12.6.5.4 *Pflege Heute*); körperwarme Spülflüssigkeit; Infusionsgeräte und Klemme, ggf. Infusionsständer; Formular zur Flüssigkeitsbilanzierung und zur Überwachung; Blutdruckapparat, Stethoskop, Nachtstuhl, Bademantel, Decke (zum Warmhalten); Antiemetikum (z. B. Paspertin®, Vomex®) nach Arztanordnung. Der Patient wird vor der Spülung gewogen, um anhand einer eventuellen Gewichtszunahme unter der Spülung Flüssigkeitseinlagerungen erkennen zu können.

Durchführung

Gastrointestinale Sonde legen (➤ *Pflege Heute* 12.6.5.4); Toilette freihalten (ggf. Nachtstuhl); dafür sorgen, dass der Patient nicht friert; Infusionssystem an die Sonde anschließen und den ersten Liter der Spülflüssigkeit in etwa einer halben Stunde einlaufen lassen. Übrige Flüssigkeit bei guter Verträglichkeit innerhalb 2 – 4 Std. verabreichen; bei starken Schmerzen, Brechreiz, Erbrechen und/oder fehlender Stuhlausscheidung Spülung abbrechen und Arzt informieren; während der Darmspülung werden der Zustand des Patienten, seine Vitalzeichen, die Einlaufgeschwindigkeit der Spüllösung und die Ausscheidung engmaschig kontrolliert.

Nachbereitung

Entfernen der Sonde (➤ *Pflege Heute* 12.6.5.4); ggf. Unterstützung bei der Intimtoilette bzw. Körperpflege; Reinigen und Desinfizieren des Nachtstuhls; bis zur Untersuchung/Operation nur klare Flüssigkeiten (z. B. Tee, Mineralwasser, Bouillon); Flüssigkeitsbilanzierung; Gewichtskontrolle, bei starker Gewichtszunahme Arztinformation; Elektrolytkontrolle nach Arztanordnung.

Aufgabe 19.2

Von links unten im Uhrzeigersinn: Appendizitis, Bridenileus, Ulcus duodeni, Gallenblasenentzündung, Ulcus ventriculi, Pankreatitis, Divertikulitis, Leistenbruch, Dickdarmkarzinom

Aufgabe 19.3

Ösophagoskopie: Untersuchung der Speiseröhre
Gastro- und **Duodenoskopie:** Untersuchung von Magen bzw. Duodenum
Koloskopie: Untersuchung des Dickdarms
Rektoskopie: Untersuchung des Mastdarms
Proktoskopie: Untersuchung des analnahen Darmabschnitts

Aufgabe 19.4

- **Aggressiv:** Helicobacter; Magensäure und Pepsin; gallensäurehaltiger Duodenalsaft;

bestimmte Arzneimittel; Nikotin; Stress; familiäre Disposition

- **Defensiv:** Aktive Bikarbonatsekretion; gut durchblutete Schleimhaut; Ausreichende Bildung von Magenschleim; keine schädigenden Noxen;

Aufgabe 19.5

Vitalzeichen (Schock?); Erbrochenes (Hämatemesis?); Stuhl (Teerstuhl?); Ulkussymptome (z. B. Schmerz, Übelkeit, Appetitlosigkeit); Zeichen von Ulkuskomplikationen (Durchbruch/Blutung ... ➤ siehe Tab. 19.21 *Pflege Heute*); Ernährung; Gewicht

Aufgabe 19.6

Lebensbedrohliches Krankheitsbild mit Unterbrechung der Dünn- oder Dickdarmpassage durch ein *mechanisches Hindernis* **(mechanischer Ileus)** oder eine *Darmlähmung* **(paralytischer Ileus).** Letalität je nach Ursache und Zeitpunkt der Diagnosestellung ca. 10 – 25%.

Aufgabe 19.7

Siehe Tabelle unten

Aufgabe 19.8

- Temperaturmessung axillär und rektal
- Nahrungskarenz, Bettruhe
- Kleines Blutbild
- Urinsediment
- Ggf. Richten der Materialien für venösen Zugang, Infusion
- Eisbeutel auf rechten Unterbauch (nach Arztrücksprache)
- Nach Rücksprache OP-Vorbereitung.

Perioperative Pflege (Bereiche): Allgemeine Präoperative Pflegemaßnahmen wie in 15.10.2 – 15.10.4 *Pflege Heute* beschrieben.
Vitalzeichenkontrolle; Ernährung; Mobilisation; Umgang mit Sonden/Drainagen; Beratung: Heben & Tragen/Belastung

Kapitel 20

Aufgabe 20.1

- Einhalten relativer Bettruhe zur Verstärkung der Natriumausscheidung
- Ggf. Unterstützung bei der Ganzkörperwäsche
- Durchführung aller Prophylaxen (➤ Pneumonie-, Dekubitus-, Thromboseprophylaxe)
- Evtl. Lagerung mit angezogenen Beinen oder Knierolle zur Bauchdeckenentspannung
- Beschränkung der Salzzufuhr auf ca. 3 g täglich
- Flüssigkeitsrestriktion auf 1000 – 1500 ml täglich bei Patienten mit niedrigem Blutnatriumspiegel (auf Arztanordnung)
- Flüssigkeitsbilanzierung. Patienten zur aktiven Mitarbeit in die Maßnahme miteinbeziehen, ggf. unterstützen
- Tägliches Wiegen des Patienten zur Verlaufskontrolle. Die tägliche Gewichtsabnahme soll bei alleinigem Aszites bei maximal 300 – 500 g liegen, bei zusätzlich peripheren Ödemen bei maximal 1 kg
- Tägliches Messen des Bauchumfangs an markierter Stelle
- Bei liegendem ZVK ZVD-Messung
- Assistenz bei einer Aszitespunktion

Defintion Aszites: *(Bauchwassersucht):* Ansammlung von Flüssigkeit in der freien Bauchhöhle. Meist Symptom einer fortgeschrittenen Erkrankung mit schlechter Prognose.

Aufgabe 20.2

- Kontrollieren der Vitalzeichen des Patienten (Schockzeichen möglich durch zu rasche Druckentlastung)
- Erneutes Messen des Bauchumfangs direkt nach der Punktion
- Nach dem Abpunktieren großer Flüssigkeitsmengen evtl. eine Bauchbinde an- oder einen Sandsack auflegen um einem raschen Nachlaufen des Ergusses vorzubeugen

Kapitel 19, Aufgabe 7

Mechanischer Ileus	Paralytischer Ileus
Krampfartige Schmerzen durch Hyperperistaltik (bei Säuglingen: anhaltendes Schreien)	Meist nur Druckgefühl
Stuhl/Windverhalt bei Dickdarm- und tiefem Dünndarmileus	Stuhl-Windverhalt
Bei Auskultation Stenoseperistaltik (Darmmuskulatur kämpft gegen die Stenose an): „metallische“, „spritzende“, „hochgestellte“ oder „klingende“ Darmgeräusche Nach Stunden bis Tagen Fehlen von Darmgeräuschen (Ermüdung der Darmmuskulatur)	Bei Auskultation Fehlen von Darmgeräuschen („Totenstille“)

- Messen der Punktatmenge, dokumentieren des Aussehens des Punktats (klar? trüb?), bestimmen des spezifischen Gewichts und weiterleiten der Probe ins Labor
- Dokumentieren des Verlaufs der Punktion und aller ermittelten Werte im Dokumentationssystem
- Begleitung und Betreuung des Patienten (Beruhigung, Information ...)

Aufgabe 20.3

Siehe Tabelle unten.

Aufgabe 20.4

- Patienten über Hygienemaßnahmen informieren
- Bei möglichem Kontakt (z. B. auch durch Verspritzen) mit virushaltigem Material wie Blut, Sekret oder anderen Ausscheidungen Handschuhe und Schutzkittel tragen (ggf. auch Schutzbrille und Mund-Nasen-Schutz). Nach Umgang mit kontagiösem Material Hände desinfizieren.
- Kanülen nicht in ihre Hülle zurückstecken (Verletzungsgefahr), sondern sofort in einen als „infektiös" gekennzeichneten Abfallbehälter werfen.
- Laborröhrchen je nach Richtlinien des Hauses besonders kennzeichnen.
- Mit virushaltigem Material in Berührung gekommene Gegenstände desinfizieren. Kontaminierte Bettwäsche sowie Verbandsmaterial kennzeichnen und gesondert entsorgen.
- Hygieneartikel des Patienten beschriften und gesondert aufbewahren (z. B. im Nachttisch).
- Separate Toilette/Waschbecken zur Verfügung stellen. Falls dies nicht möglich ist, Patienten eigenen Nachtstuhl oder Steckbecken benutzen lassen und nach Entlassung gemäß Hygienevorschriften desinfizieren.
- Dusche nach Gebrauch desinfizieren und Benutzung durch andere Patienten vermeiden.
- Weitere Hygienemaßnahmen je nach hausinternem Standard

Aufgabe 20.5

Stad.	Leberveränderung	Reversibel
0	Leberzellverfettung	Ja
I	Fettleber	Ja
II	Alkohol-Hepatitis	Teils
III	Alkoholbedingte Leberzirrhose	Nein

Komplikationen: Aszites, Ösophagusvarizenblutung, Enzephalopathie, Leberzellkarzinom

Aufgabe 20.6

Cholelithiasis (Gallensteinkrankheit, Gallensteinleiden): Bildung von Konkrementen in der Gallenblase (**Cholezystolithiasis**) und/oder den Gallengängen (**Choledocholithiasis**).

Aufgabe 20.7

- **Lagerung:** Der Patient wird mit leicht erhöhtem Oberkörper in Rückenlage gelagert.
- **Mobilisation:** Bereits am Abend des Operationstags wird der Patient mobilisiert (an der Bettkante sitzen und einige Schritte neben dem Bett gehen).
- **Wundversorgung:** Beim ersten Verbandswechsel am 2. postoperativen Tag wird die subkutan eingelegte Redon-Saugdrainage gezogen. Die subhepatisch eingelegte Zieldrainage (Robinson- oder Penrose-Drainage) wird in der Regel am 3. – 4. postoperativen Tag entfernt. Die Fäden werden i. d. R. zwischen dem 8. und 10. postoperativen Tag gezogen.
- **Gastrointestinale Sonde:** Eine intraoperativ gelegte gastrointesinale Sonde wird üblicherweise am 1. – 2. postoperativen Tag entfernt
- **Darmtätigkeit:** Gegebenenfalls wird am 2. – 3. postoperativen Tag ein Klysma zur Anregung der Darmtätigkeit gegeben
- **Kostaufbau:** Der Patient darf am 1. postoperativen Tag schluckweise und ab dem 2. postoperativen Tag in größeren Mengen Tee trinken. Bei vorhandener Darmtätigkeit wird die Kost ab dem 3. postoperativen Tag nach hausüblichem Schema aufgebaut.

Kapitel 20, Aufgabe 3

	Hepatitis A	Hepatitis B	Hepatitis C	Hepatitis D	Hepatitis E
Hauptübertragungsweg	Fäkal-oral	Parenteral, sexuell, perinatal	Parenteral, sexuell, perinatal	Parenteral, sexuell	Fäkal-oral

Abweichungen je nach hausinternem Standard sind möglich!

Aufgabe 20.8

- Allgemeinmaßnahmen: siehe unten
- Parenterale Ernährung mit Elektrolyt- und Volumenersatz
- Schmerzbekämpfung
- Bei wiederholtem Erbrechen, Subileus oder Ileus: Ableiten des Magensafts über eine gastrointestinale Sonde
- Ggf. Antibiotika bei Nekrosen (umstritten)
- Ggf. Schocktherapie, maschinelle Beatmung, Hämodialyse

Pflege:
- Engmaschige Kontrolle von Vitalzeichen, ZVD, Flüssigkeitsbilanzierung
- Unterstützung bei allen Einschränkungen und Durchführung aller notwendigen Prophylaxen
- ggf. Knierolle zur Entlastung der Bauchdecke und Kühlelement auf den Oberbauch (Arztanordnung)
- Zunächst Nahrungskarenz, parenterale Ernährung, entsprechend sorgfältige Soor- und Parotitisprophylaxe
- Bei schweren Verläufen ca. ab dem 5. Tag: künstliche enterale Ernährung
- Nach Abklingen der Akutphase: langsame Mobilisation und vorsichtiger Kostaufbau.

Kapitel 21

Aufgabe 21.1

Siehe Tabelle unten.

Aufgabe 21.2

Hyperthyreose (Schilddrüsenüberfunktion): Überproduktion von Schilddrüsenhormonen. Hauptursachen **Schilddrüsenautonomie** (ungehemmte Produktion von Schilddrüsenhormonen in Schilddrüsengewebebezirken) oder **M. Basedow**

Hypothyreose (Schilddrüsenunterfunktion): Mangel an Schilddrüsenhormonen (kann auch angeboren sein): Thyreoiditis, Hypophysenvorderlappeninsuffizienz, Schilddrüsenoperation oder Radiojodtherapie

Aufgabe 21.3

Allg. Pflege:
- Engmaschige Kontrollen der Kreislaufparameter, der Temperatur, der Motorik (Tremor? Hyperaktivität?), der Ausscheidungen (Durchfall?) und des psychischen Zustands
- Unterbringung in einem ruhigen Zimmer. Hektik durch Personal, Mitpatienten oder Besucher, aber auch aufregende Fernsehsendungen vermeiden. Bettruhe bei schweren Verläufen
- Verzicht auf stimulierende Getränke wie Kaffee oder Tee
- Regulation der Raumtemperatur gemäß den Wünschen des Patienten (meist unter 20 °C)

Kapitel 21, Aufgabe 1

Komplikation	Symptome	Überwachung von
Nachblutung nach innen	• Stridor • Atemnot • Halsumfang ↑	• Atmung (Geräusche) • Halsumfang • Puls, RR
Nachblutung nach außen	• Rasche Volumenzunahme in den Redon-Flaschen • Durchgebluteter Verband • Zeichen eines Volumenmangelschocks	• Redon-Saugdrainagen (Sekretmenge, -aussehen) • Verband • Puls, RR
Rekurrensparese	• Heiserkeit nimmt postoperativ zu bzw. klingt nicht ab • Sprechschwierigkeiten, Stimmlosigkeit • Atemnot	• Heiserkeit • Stimmfähigkeit: Sprechproben von stimmhaften Wörtern wie z. B. Coca-Cola • Atmung
Hypoparathyreoidismus	• Sensibilitätsstörungen wie Parästhesien perioral und an den Fingern (Kribbeln, Ameisenlaufen) • Tetanische Krämpfe mit Pfötchenstellung • Serumkalzium ↓	• Sensible Störungen (Patienten gezielt fragen) • Finger- und Handstellung • Serumkalziumspiegel

- Einträufeln künstlicher Tränen oder entzündungshemmender Augentropfen nach Arztanordnung bei einer Hornhautgefährdung durch die endokrine Orbitopathie

Prävention & Gesundheitsberatung:
- Umgang mit Schilddrüsenhormontabletten: Einnahme am besten morgens 30 Min. vor dem Frühstück mit Wasser
- Umgang mit Thyreostatika: Bei Mandelentzündung oder Fieber Arzt aufsuchen (Ausschluss Agranulozytose)
- Rezidivprophylaxe nach Resektion, in aller Regel mit Schilddrüsenhormonen
- Regelmäßige ärztliche Kontrolluntersuchungen
- Keine eigenmächtige Einnahme von Arzneimitteln. Aspirin® etwa kann durch Verdrängung der Schilddrüsenhormone aus ihrer Bindung an die Bluteiweiße die Hyperthyreose verstärken.

Aufgabe 21.4

Siehe Tabelle unten.

Aufgabe 21.5

- Legen eines transurethralen Blasendauerkatheters
- Bei starkem Erbrechen auch Legen einer Magensonde
- Durchführung aller notwendigen Prophylaxen
- Überwachung der Infusionstherapie, Pflege der venösen Zugänge.
- Stündliche Kontrollen von BZ, Kalium, Natrium, ZVD
- Mindestens vierstündliche Kontrollen der BGA
- Regelmäßige Kontrolle von Blutdruck, Puls, Atmung (Aspirationsgefahr), Temperatur, Haut und Bewusstsein
- Flüssigkeitsbilanzierung mit stündlicher Bilanz

Aufgabe 21.6

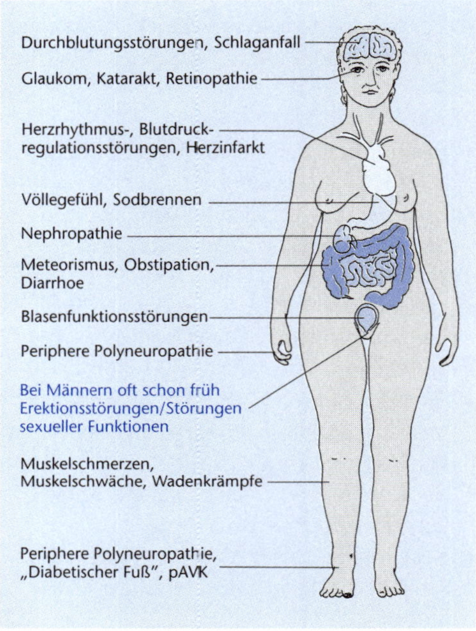

Abb. 21.1: Diabetische Folgeerkrankungen.

Kapitel 21, Aufgabe 4

	Diabetes mellitus Typ 1	Diabetes mellitus Typ 2
Manifestationsalter	Meist vor dem 35. Lebensjahr	Meist im höheren Lebensalter
Ursache und Auslöser	Absoluter Insulinmangel infolge autoimmunbedingter Zerstörung der B-Zellen des Pankreas	Verminderte Insulinwirkung an Leber-, Muskel- und Fettzellen. Zunächst kompensatorisch erhöhte Insulinproduktion, die sich später erschöpft. Förderung der Manifestation V. a. durch Übergewicht und Bewegungsmangel
Erbliche Komponente	Vorhanden	Stärker ausgeprägt als bei Typ 1
Klinik	Rascher Beginn mit starkem Durst, Polyurie, Übelkeit, Schwäche und Gewichtsverlust, gerade bei Kindern oft Koma als Erstmanifestation	Langsamer Beginn mit Harnwegsinfekten, Hautjucken, Mykosen, Furunkeln, Schwäche. Häufig gleichzeitig Fettstoffwechselstörungen, Bluthochdruck und Übergewicht. Zum Zeitpunkt der Diagnose oft bereits diabetische Folgeerkrankungen
Besondere Laborbefunde	C-Peptid niedrig. Oft Autoantikörper gegen Inselzellen	C-Peptid meist hoch. Serumlipide erhöht
Stoffwechsellage	Eher labil	Eher stabil
Therapie	Insulin, diabetesgerechte Ernährung	Gewichtsreduktion, Diät, Bewegung. Bei Erfolglosigkeit orale Antidiabetika, bei Versagen Insulin

Aufgabe 21.7

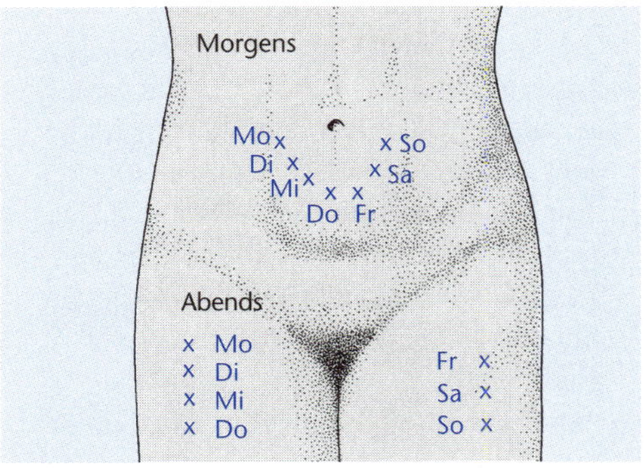

Abb. 21.2: Spritzenkalender.

Aufgabe 21.8

- Die Füße täglich mit körperwarmem Wasser und einer rückfettenden Seife waschen. Dauer: sollte drei Minuten nicht überschreiten. Danach die Füße und besonders die Zehenzwischenräume gut abtrocknen. Bei trockener, rissiger Haut die Füße (aber *nicht* die Zehenzwischenräume) mit einer Pflegecreme oder einem Pflegeschaum einreiben.
- Strümpfe: sollten aus einem Material sein, das ein trockenes Milieu begünstigt.
- Täglich die Füße, vor allem Zehen und Ferse, genau auf Druckstellen, Hornhaut, Blasen, Rötungen und Verletzungen inspizieren (Spiegel oder ggf. Angehöriger).
- Die Zehennägel gerade schneiden (besser noch: feilen) und mit einer kleinen Abrundung an den Ecken feilen. Keine scharfen Werkzeuge verwenden (Verletzungsgefahr!). Bei Hühneraugen, Hornhaut und eingewachsenen Nägeln muss ein medizinischer Fußpfleger die Fußpflege übernehmen.
- Auch kleinste Verletzungen an den Füßen desinfizieren und (ärztlich) beobachten (lassen).
- Keine Wärmflaschen und kein Heizkissen benutzen (Verbrennungsgefahr).
- Schuhe regelmäßig auf Falten in der Einlegesohle, eingetretene Nägel oder erhabene Nähte kontrollieren.

Kapitel 22

Aufgabe 22.1

1. Reduktion der Keime in der Umgebung des Patienten
2. Verminderung der körpereigenen Keime des Patienten
3. Früherkennung und Frühbehandlung von Infektionen.

Aufgabe 22.2

- Alle Personen, die das Zimmer betreten, tragen Schutzkittel, Mundschutz und Überschuhe, bei langem Haar auch einen Haarschutz
- Regelmäßige Zimmer- und Händedesinfektion
- Keine Blumen und Topfpflanzen
- Die Wäsche des Patienten wird bei Kochtemperatur gewaschen
- Als Hausschuhe sind Plastik- oder Gummisandalen geeignet
- Keimarme Nahrung
- Angebrochene Getränkepackungen: nach 24 Std. verwerfen
- Besucherzahl beschränken (Information über Hygienemaßnahmen an die Besucher)
- Ständiges Hinein- und Hinausgehen aus dem Zimmer vermeiden (Arbeitsablauforganisation)
- Weitere Maßnahmen nach hausinternem Standard

Aufgabe 22.3

- Gute Information: Sinn und Zweck einer Maßnahme erklären und die Maßnahmen möglichst positiv formulieren („zu Ihrer Sicherheit“)
- Individuelle Besuchszeiten festlegen
- Die Pflegenden ermutigen den Patienten, den Kontakt zur Außenwelt durch Briefe, Telefonate, Zeitungen und Fernsehen aufrechtzuerhalten.
- Angehörige bitten, Briefe und Telefonate von weiteren Angehörigen oder Freunden zeitlich zu verteilen.
- Angehörigen mit Einverständnis des Patienten ebenso aufklären
- Nach Möglichkeit: Persönliche Sachen im Patientenzimmer platzieren
- Individuelle Beschäftigungsmöglichkeiten suchen

Aufgabe 22.4

- **Material bereitlegen:** Alles für die venöse Blutentnahme; Blutsenkungskapillaren, Senkungsständer, ggf. Kurzzeitwecker, vorbereitetes Dokumentationsprotokoll
- **Blut vorbereiten:** Darauf achten, dass das Röhrchen exakt bis zur Markierung gefüllt ist. Inhalt durch vorsichtiges Kippen gut durchmischen

- **BSG bestimmen:** Senkungskapillare je nach Herstellerangabe mit Blut füllen und senkrecht in den Ständer stellen. Keine hohen Temperaturen oder stärkere Erschütterungen. Wecker auf eine Stunde stellen, dann BSG ablesen (= Zahlenwert der Skala an der Grenze zwischen festen und flüssigen Blutbestandteilen). Wert sowie sichtbare Auffälligkeiten des Plasmas (z. B. milchiges Plasma bei erhöhten Blutfetten) dokumentieren.
- **Nachbereitung:** Materialien entsorgen. BSG-Ständer desinfizieren und bei grober Verschmutzung reinigen.

Aufgabe 22.5

- Infusion sofort stoppen, Injektionsnadel belassen
- Betroffene Extremität ruhig stellen und hochlagern
- Unverzüglich Arzt benachrichtigen, weitere Maßnahmen auf Anordnung
- Vorgang dokumentieren, ggf. auch fotografisch, im weiteren Verlauf betroffenes Gebiet sorgfältig beobachten.

Welche Maßnahmen im Einzelfall getroffen werden, hängt von der jeweiligen Substanz ab. In der Praxis haben sich vorbereitete **Paravasat-Sets** für bestimmte Zytostatika bewährt.

Aufgabe 22.6

Siehe Tabelle unten.

Aufgabe 22.7

- Bei Kreislaufsymptomen regelmäßig RR und Puls kontrollieren
- Anstrengungen der Belastbarkeit anpassen und gleichmäßig über den Tag verteilen (ausreichend Ruhepausen einplanen)
- Patienten bei der Mobilisation langsam aus dem Liegen über das Sitzen aufstehen lassen, bei Kreislaufinstabilität begleiten (Sturzgefahr durch einen orthostatischen Blutdruckabfall)
- Durch intensive Hautpflege trockene, rissige Haut, Mundwinkelrhagaden und brüchige Nägel lindern
- Dekubitusprophylaxe durchführen, da durch die verminderte Sauerstoffversorgung der Haut die Dekubitusgefahr erhöht ist
- Retikulozytenkontrolle im Blut ungefähr eine Woche nach Behandlungsbeginn einplanen, da ein Retikulozytenanstieg das Ansprechen auf die Eisengabe zeigt.
- Weitere Maßnahmen je nach individuellem Bild/Zustand des Patienten.

Aufgabe 22.8

- Behandlungsdauer über Monate zur Auffüllung der Eisenspeicher
- Einnahme der Eisentabletten möglichst zwischen den Mahlzeiten zur besseren Resorption. Als Getränk vorzugsweise Wasser reichen und keine Milch, da Kalzium die Eisenresorption vermindert. Aus dem gleichen Grund keine anderen Tabletten gleich-

Kapitel 22, Aufgabe 6

Organ	Nebenwirkungen
Haut	Rötung, Dermatitis, evtl. Epithelablösung, Haarausfall, bestrahlte Haut kann dauerhaft empfindlicher bleiben („Pergamenthaut")
Mundschleimhaut	Geschmacksverlust (Geschmack kommt nach 3–6 Monaten wieder), Mundtrockenheit (bleibt häufig), Schluckbeschwerden, Verschleimung, Parodontose (Zahnfleisch bildet sich zurück), Stomatitis, Ulzerationen, Soor (Pilzbefall)
Lunge	Husten, Kurzatmigkeit, Strahlenpneumonitis (Entzündung des Lungeninterstitiums) mit subfebrilen Temperaturen, Lungenfibrose
Dünndarm	Übelkeit, Erbrechen, Durchfall, Meteorismus, Tenesmen, Blut und Schleim im Stuhl
Rektum	Häufige, schmerzhafte Stuhlgänge, z. T. blutig („Strahlenproktitis"), Obstipation
Blase	Pollakisurie, blutiger Urin
Blut	Leukozytopenie, Thrombozytopenie, Blutungsneigung, erhöhte Infektanfälligkeit, Fieber, Leistungsschwäche
Schädel/ZNS	Hirnödem, Kopfschmerz, Übelkeit und Erbrechen, Gleichgewichtsstörungen, zerebrale Krampfanfälle. Evtl. auch schwer fassbare und lang anhaltende Störungen wie etwa Konzentrationsstörungen

zeitig geben. Bei schlechter Magenverträglichkeit Einnahme während oder nach der Mahlzeit
- Schwarze Stuhlverfärbung, je nach Präparat auch Obstipation durch die Eisentabletten
- Ernährung: Tierisches Eisen (Fleisch, Eier) wird besser resorbiert als pflanzliches Eisen (Kartoffeln, Gemüse, Getreide). Genügend Vitamin C (Obst, frisches Gemüse) fördert die Eisenresorption.

Kapitel 23

Aufgabe 23.1

Tabelle/Zuordnung: korrekt wie abgebildet
Zentrales Problem: die schmerzhaft eingeschränkte Beweglichkeit, die alle Lebensbereiche beeinflusst

Aufgabe 23.2

- Alle Maßnahmen, so planen, dass sie zeitlich mit der größtmöglichen Bewegungsfähigkeit des Patienten zusammenfallen (evtl. vorher Schmerztherapie durchführen)
- Bewegung = Therapie für den Patienten. Den Patienten nicht aus Zeitmangel *unter*fordern.
- Rheumamedikamente schon frühmorgens (5 – 6 Uhr) einnehmen lassen, jedoch zur besseren Magenverträglichkeit nicht nüchtern, sondern z. B. mit einem Stück Brot.
- Geeignete Hilfsmittel auswählen
- Kontrakturen durch richtige Positionsunterstützung sowie aktives und passives Durchbewegen der Gelenke vorbeugen
- Schutz der betroffenen Gelenke beachten: keine ruckartigen Stoßbewegungen, keine abrupten Bewegungen oder Sprungbelastungen, keine Belastung bei nicht achsengerechter Stellung der Gelenke, kein Dreh- oder Pinzettengriff.

Aufgabe 23.3

- Trockene Böden und rutschfeste Unterlagen im Bad
- Aufgeräumte Zimmer, um Stolperfallen zu vermeiden
- Genügend Platz für den Rollstuhl oder andere Hilfsmittel
- Angezogene Roll- oder Sitzstuhlbremsen
- Für den Patienten erreichbare Haltevorrichtungen für Stöcke und Gehstützen
- Sitzerhöhungen, um das Aufstehen zu erleichtern
- Haltegriffe entlang der Wände in Patientenzimmer, Flur, Toilette und Bad
- Rutschfestes Schuhwerk des Patienten
- Verlängerungen für solche Klingeln und Lichtschalter, die der Patient nicht sicher erreichen kann
- Ggf. Tragen von Hüftprotektoren

Aufgabe 23.4

Körperpflege:
- Sorgfältige Mundhygiene (regelmäßiges Zähneputzen, Gebrauch von Zahnseide, Mundwasser). Bei verminderter Tränensekretion: befeuchtende Augentropfen und abgedunkelte Brillengläser.
- Griffverlängerungen oder -verdickungen an Zahnbürste, Kamm und Rasierapparat. Evtl. kann eine elektrische Zahnbürste die Selbstständigkeit des Patienten bewahren.
- Waschlappen sollten nicht wie üblich mit Drehbewegungen ausgewrungen werden
- Bei Langzeit-Kortisontherapie: Besonders sorgfältige Hautpflege und das Vermeiden von Verletzungen: Pflaster und Scherkräfte vermeiden, Dekubitusprophylaxe

Kleidung
- Klettverschlüssen
- Rutschfeste Sohlen
- Nachthemden, Blusen und Hemden: Mit ausreichend langen Vorderverschlüsse (aber keine kleinen Knöpfe), BHs sollten sich vor der Brust schließen lassen.

Aufgabe 23.5

In Abhängigkeit vom jeweiligen Organbefall sehr unterscheidliche Maßnahmen. Immer gilt: Mögliche Auslöser eines Krankheitsschubes vermeiden (Sonnenlicht)
B. Bed. Wunsch sozialen Dienst einschalten (Kontakte zu Selbsthilfegruppen).
Patientenbeobachtung und Dokumentation: Körpertemperatur (Fieber?), Haut, Schmerzen, Urinausscheidung und Ödementwicklung (Niereninsuffizienz?), evtl. Sammelurin, Gewichtskontrollen (rasche Gewichtszunahme durch Wassereinlagerung?), Blutdruck, Puls (Herzinsuffizienz?), Atmung, (Neben-)Wirkungen der Arzneimittel.

Aufgabe 23.6

Nicht wenige Patienten berichten über positive Einflüsse einer bestimmten Diät auf ihren Krankheitsverlauf. Sinnvolle Ernährungsstrategien sind:
- Auf Vollwertkost umstellen
- Kalziumreich und phosphorarm ernähren (Osteoporoseprophylaxe)
- Übergewicht vermeiden, um die Gelenke zu entlasten
- Auf individuell beschwerdeverstärkende Nahrungsmittel verzichten
- Vegetarische Kost über längere Zeit ausprobieren, da Fleisch Fettsäuren enthält, die im Körper zu entzündungsvermittelnden Prostaglandinen umgebaut werden.

Günstig ist wahrscheinlich auch ein Zusatz von Vitamin E (fängt Sauerstoffradikale ab, die die Gelenke angreifen) und Fischöl (enthält Omega-3-Fettsäuren, die Entzündungen entgegenwirken).

Aufgabe 23.7

Die Thermotherapie durch **Kälteanwendungen** (mit Eis, gefrorenen Gelbeuteln, kalten Gasen oder in sog. Kältekammern für eine Ganzkörperexposition) oder **Wärmeanwendungen** (z. B. Bäder, Wickel, Fango, Infrarot) lindert bei vielen Patienten die Beschwerden, hemmt die Entzündung und löst Muskelverspannungen. Da die Verträglichkeit von Patient zu Patient verschieden ist, wird jeder Patient vor Therapiebeginn nach seinen Erfahrungen gefragt. Indikationen und Kontraindikationen sind in Tab. 23.13 *Pflege Heute* zu finden.

Aufgabe 23.8

Rheumatoide Arthritis: Chronisch-entzündliche, oft in Schüben verlaufende Erkrankung des Binde-, Stütz- und Muskelgewebes mit Hauptmanifestation an der Gelenkinnenhaut (Synovialis) und an gelenknahen Strukturen (z. B. Schleimbeuteln).
Ulnardeviation: „Abwanderung" der Finger in Richtung Handaußenkante (d. h. Ulna) durch Verschiebung der Gelenkflächen der Fingergrundgelenke (Subluxation)
Schwanenhalsdeformität: Überstreckung im Fingermittelgelenk bei gleichzeitiger Beugung im Endgelenk
Knopflochdeformität: Beugekontraktur im Mittelgelenk und Überstreckung im Endgelenk

Kapitel 24

Aufgabe 24.1

Durchblutung: Pulse tasten, Hauttemperatur fühlen (warm oder kalt)
Motorik: Extremität bewegen lassen, z. B. Hand – Finger, Fuß – Zeh
Sensibilität: z. B. Finger oder Zeh berühren und fragen: „Welchen Finger fasse ich an?", „Spüren Sie meine Berührung?"

Aufgabe 24.2

- **Dekubitusprophylaxe:** Begründung ergibt sich aus der Grunderkrankung, die immer den Stütz-/Bewegungsapparat betrifft. Muss-Maßnahme: Patienten regelmäßig umlagern, z. B. erstmalig unmittelbar postoperativ, um Druckstellen durch die OP-Lagerung zu erkennen, bei unauffälligen Hautverhältnissen dann am Abend des OP-Tages und danach je nach Dekubitusrisiko des Patienten;
- **Thromboseprophylaxe:** Thromboseprophylaxe regelmäßig durchführen, da bei allen Eingriffen an Hüfte oder Becken erhöhte Thrombose- und Emboliegefahr besteht
- **Kontrakturenprophylaxe:** Ein länger dauerndes Ungleichgewicht zwischen gegensätzlich wirkenden Muskelgruppen (etwa ein Überwiegen der Fußstrecker gegenüber den Fußbeugern) begünstigt die Ausbildung einer Kontraktur (hier eines Spitzfußes) und erfordert entsprechende prophylaktische Maßnahmen.

Aufgabe 24.3

- Patient auf zweckmäßige Kleidung hinweisen.
- Hautverhältnisse der später vom Gips bedeckten Körperregion überprüfen. Bei Hautausschlägen, Wunden oder Infektionen: Arztinfo, da der Gips in diesen Fällen evtl. nicht angelegt werden kann.
- Geeignete Lagerung; Fingerringe und störenden Schmuck entfernen (beeinträchtigen die Beurteilung der Durchblutung; Ringe können bei einer Weichteilschwellung einschnüren).
- Haut reinigen und sorgfältig abtrocknen.
- Evtl. vorhandene Pflaster entfernen, da Pflasterallergien unter dem Gipsverband nicht erkannt werden. Wundverbände werden mit dem Polstermaterial angewickelt. Die Haut wird – außer bei einer Operation – nicht rasiert, da die nachwachsenden Haare zu einem quälenden Juckreiz unter dem Gips führen würden.

Aufgabe 24.4

- Zunehmende (evtl. pochende) Schmerzen
- Neurologische Symptome, beispielsweise Kribbeln („Ameisenlaufen"), Taubheitsgefühl („Pelzigkeit") oder Beweglichkeitsabnahme von Fingern oder Zehen
- Blässe, Blaufärbung der Haut
- Zunehmende Schwellung der Finger, Hand, Zehen, des Fußes
- Schwächer werdender oder nicht mehr tastbarer Puls.

Aufgabe 24.5

Rucksackverband: Ruhigstellung der Schulter; v. a. nach Klavikulafrakturen
Desault-Verband: Bindenverband; dient der kurzzeitigen Ruhigstellung von Schulter und Ellenbogen
Gilchrist-Verband: z. B. bei Verletzungen des Schultereckgelenks oder bei Frakturen des Oberarmkopfes älterer Menschen
Ein **Zinkleimverband** dient z. B. der Kompressionsbehandlung bei Schwellungszuständen am Unterschenkel oder bei Stumpfödem nach Amputation
Ein **funktioneller Tape-Verband** soll die verletzte Extremität nicht vollständig immobilisieren, sondern stützen, entlasten und vor Extrembewegungen schützen

Aufgabe 24.6

Angeborene Hüft(gelenk)dysplasie: Entwicklungsstörung der Hüftpfanne mit postnataler Entwicklung einer (Teil-)Luxation des Hüftgelenks.
Coxa valga: Steilstellung der Schenkelhalsachse über 140° beim Erwachsenen. Häufig in Kombination mit einer angeborenen Hüftdysplasie.
Coxa vara: Zu geringer Schenkelhalswinkel unter 120° beim Erwachsenen.

Aufgabe 24.7

- Wunde nach den Regeln des Verbandswechsels bei septischen Wunden versorgen; für ausreichende Unterlage sorgen
- Einlaufgeschwindigkeit der Spüllösung regelmäßig kontrollieren
- Spülmenge bilanzieren (Bilanzbogen)
- Menge, Farbe und Beimengungen der ablaufenden Lösung beobachten und dokumentieren
- Nach Arztanordnung Abstriche aus der Spülflüssigkeit entnehmen
- Bei Verstopfung der abführenden Drainagen sofort Arzt informieren
- Auf Schwellung des Wundgebiets achten, Umfang der Extremität regelmäßig messen.

Aufgabe 24.8

- Körperliche Bewegung (möglichst mindestens 30 Min. täglich), am besten im Freien
- Ausreichend Kalzium (z. B. Milch, Käse – v. a. Hartkäse – grüne Blattgemüse, kalziumreiche Mineralwässer) und Vitamin D
- Vermeiden einer unzureichenden Ernährung, ggf. Gabe entsprechender (Kombinations-) Präparate
- Verzicht auf übermäßigen Alkoholgenuss und Rauchen
- Bei Frauen nach den Wechseljahren ggf. Hormonersatztherapie (nur noch für Frauen mit einem besonders hohen Osteoporoserisiko nach Abwägen des individuellen Nutzen-Risiko-Verhältnisses).
- Bei medikamentöser Behandlung: Beratung über Wirkung, Nebenwirkungen und Einnahme der Arzneimittel: Biphosphonateinnahme am besten zwischen den Mahlzeiten, nicht mit Milch und wegen einer möglichen Komplexbildung getrennt von Kalzium.
- Alle Maßnahmen der Sturzprophylaxe (➢ *Pflege Heute* 12.8.5.5)

Kapitel 25

Aufgabe 25.1

- Vitalzeichen (v. a. Atmung) sowie Motorik und Sensibilität von Armen und Beinen engmaschig kontrollieren, außerdem auf Blasen- und Darmfunktion sowie Allgemeinzustand und Schmerzen achten und ggf. Analgetika nach Arztanordnung verabreichen.
- Patienten bei isolierter Halswirbelfraktur flach im Bett mit harter Matratze und ohne oder mit flachem Kopfkissen lagern. Handelt es sich um eine Halswirbelfraktur in Kombination mit anderen Erkrankungen, z. B. einem Schädel-Hirn-Trauma, kann auch eine andere Lagerung nötig sein, z. B. mit erhöhtem Oberkörper (Arztanordnung beachten)
- Kopf des Patienten nicht beugen oder drehen
- Trägt der Patient eine Schanz- oder Philadelphia-Krawatte, ihn auf Allergien durch den Werkstoff und Druckstellen an den Kanten beobachten und Stütze mindestens zweimal täglich auf korrekten Sitz überprüfen

- Beim Drehen des Patienten eine gedachte Linie von der Nase zum Bauchnabel immer beibehalten und den Patienten *en-bloc* (als Ganzes) drehen. Dabei Bewegungen der HWS unbedingt vermeiden.
- Patienten nach Arztanordnung mobilisieren, dabei Kopf anfangs durch behutsames Anheben unterstützen.

Aufgabe 25.2

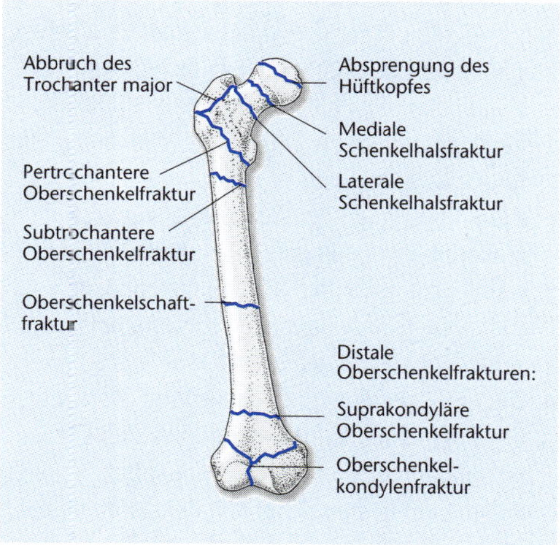

Abb. 25.1: Überblick über die Schenkelfrakturen. [A300-190]

Aufgabe 25.3

Bei offenen Thoraxverletzungen kommt es i. d. R. zum Pneumothorax (> *Pflege Heute* 18.9)

Aufgabe 25.4

- Bei allen polytraumatisierten Patienten auf die Leitsymptome von Thoraxverletzungen achten: (atemabhängige) Schmerzen, Dyspnoe, Husten (evtl. mit Hämoptoe), Zyanose, Emphysem, Schock (vor allem bei Herz- und Gefäßverletzungen)
- Oberkörper hochlagern. Patienten nicht auf die gesunde Seite legen, weil dies die Atmung weiter erschwert
- Auf Arztanordnung Sauerstoff verabreichen
- Patienten beruhigen, ihn nicht alleine lassen
- Materialien richten für das Legen eines intravenösen Zugangs, evtl. auch für Pleuradrainage, Intubation und Beatmung (Intensivpflege)

Aufgabe 25.5

Polytrauma = *(Mehrfachverletzung):* Gleichzeitig entstandene Verletzung mehrerer Organe oder Organsysteme, wobei eine der Verletzungen oder die Kombination der Verletzungen lebensbedrohlich ist.
Zeit: Erste Stunde („Goldene Stunde")
Ziel: Stabilisierung der Vitalfunktionen.

Aufgabe 25.6

Siehe Tabelle unten.

Kapitel 25, Aufgabe 6

Phase	Dauer	Maßnahmen
Reanimationsphase	Minuten bis Stunden	(Notfall-) Diagnostik und Therapie sowie Schaffung der Voraussetzungen zur OP
Erste operative Phase	Stunden	Versorgung akut lebensbedrohlicher Verletzungen und/oder Verletzungen, die mit irreversiblen Schäden einhergehen
Erste Postaggressionsphase	Stunden bis Tage	Schaffung der Voraussetzungen zu weiteren optimierenden OPs sowie (intensiv-) pflegerische Maßnahmen
Zweite operative Phase	Stunden	Versorgung von nicht akut lebensbedrohlichen Verletzungen, deren Komplikationen aber lebensbedrohlich werden können, und/oder Versorgung von Verletzungen mit aufgeschobener Dringlichkeit
Zweite Postaggressionsphase	Stunden bis Tage	Endgültige Stabilisierung aller Funktionen, (intensiv-) pflegerische Maßnahmen
Heilungsphase	Wochen	(Intensive) pflegerische Einleitung der Rehabilitationsmaßnahmen

Aufgabe 25.7

- **Schädel-Hirn-Traumen,** die z. B. infolge einer Einblutung (etwa bei epiduralem Hämatom) zu einem erhöhten Hirndruck geführt haben, mit Kreislaufversagen und Atemstillstand
- **Verletzungen, die mit starkem Blutverlust einhergehen,** z. B. Organverletzungen (Leber, Milz, Niere), Gefäßverletzungen, Beckenfrakturen
- **Verletzungen, bei denen irreversible neurologische Schäden auftreten können,** beispielsweise Wirbelsäulenverletzungen mit neurologischen Ausfällen
- **Verletzungen, bei denen irreversible Schäden durch die erhöhte Infektionsgefahr drohen,** z. B. offene Gelenkverletzungen und Frakturen. Zur vorübergehenden Stabilisierung wird häufig ein *Fixateur externe* verwendet. Bei sehr schweren Extremitätenverletzungen mit ausgedehnten Weichteilzerstörungen ist wegen der akuten Lebensgefahr gelegentlich eine Amputation einer zeitaufwändigen und wenig aussichtsreichen Rekonstruktion vorzuziehen.
- **Verletzungen im Gesicht, die mit starker Schwellung einhergehen**, z. B. Kiefer- und Gesichtsschädelverletzungen sowie ***Augenverletzungen***.

Aufgabe 25.8

Siehe Tabelle unten.

Aufgabe 26.1

Eine **Epidemie** ist eine zeitlich und örtlich begrenzte Häufung von Infektionskrankheiten (z. B. Grippe-Epidemie). Breitet sich eine Epidemie über einen Kontinent oder die ganze Welt aus, spricht man von einer **Pandemie** (z. B. HIV-Pandemie). Bei einer **Endemie** („Dauerverseuchung") ist der Erreger in einer bestimmten Region ständig vorhanden.

Kapitel 25, Aufgabe 8

Bezeichnung	Kurzcharakterisierung
Platzwunde	Durch starken Druck oder Schlag bedingte oberflächliche Wunde mit ausgerissenen Wundrändern (Aufplatzen der Haut) und Prellung benachbarter Gewebe
Schnittwunde	Durch scharfe Instrumente entstandene, unterschiedlich tiefe Wunde mit glatten Rändern
Quetschwunde	Wundentstehung ähnlich Platzwunde, jedoch oft Zerstörung tieferer Gewebeschichten mit Bildung tiefer Wundtaschen. Hautoberfläche evtl. intakt
Risswunde	Durch scharfe/spitze Instrumente (z. B. Nägel) bedingte Wunde mit unregelmäßigen, zerfetzten Wundrändern (Haut zerrissen, nicht zerschnitten)
Stichwunde	Durch spitze Instrumente verursachte Wunde mit oft nur kleiner äußerer Wunde, aber tiefem Stichkanal
Ablederungswunde	Durch tangential einwirkende Kräfte (Scherkräfte) hervorgerufene, meist großflächige Wunde mit Ablösung oberflächlicher von tiefen Hautschichten bzw. der Haut von tiefer liegenden Weichteilen
Schürfwunde	Oberflächliche Wunde mit Zerstörung nur der oberen Hautschichten bis zur Lederhaut. Durch Eröffnung der Blutgefäße in der Lederhaut punktförmige Blutungen
Kratzwunde	In der Regel durch Tierkrallen verursachte, oberflächliche Risswunde
Schusswunde	Durch Schuss entstandene Wunde mit oft erheblicher Gewebezerstörung. Differenzierung zwischen Streifschuss (Kugel streift den Körper tangential), Steckschuss (Kugel dringt in den Körper ein und verbleibt im Gewebe) und Durchschuss (Kugel durchschlägt den Körper, Ausschussöffnung meist erheblich größer als Einschussöffnung)
Pfählungsverletzung	Durch Einstoßen pfahlartiger Gegenstände verursachte Wunde. Oft sehr tief und mit erheblicher Gewebezerstörung einhergehend
Bisswunde	Durch Tier- oder Menschenbiss bedingte Wunde mit unterschiedlicher Gewebequetschung in Abhängigkeit von der Größe des Tieres

Weitere Arten: Thermische Wunden, chemische Wunden, strahlungsbedingte Wunden.

Aufgabe 26.2

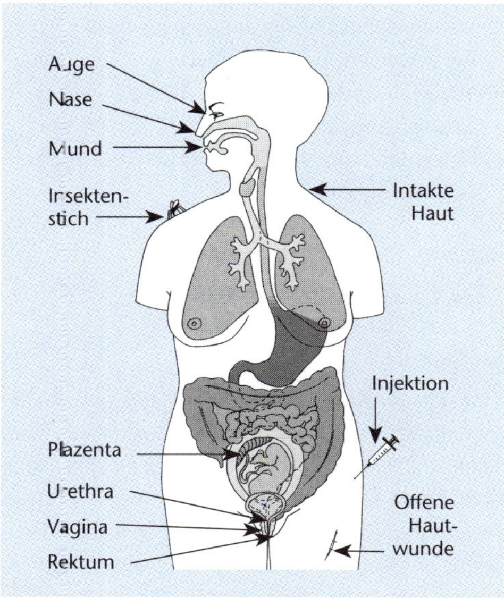

Abb. 26.1: Überblick über die Eintrittspforten. [A400-215]

Aufgabe 26.3

- Eine **direkte Kontaktinfektion** liegt dann vor, wenn der Erreger durch unmittelbaren Kontakt übertragen wird
- Bei der **indirekten Kontaktinfektion** sind kontaminierte Gegenstände, aber auch (nicht desinfizierte/gewaschene) Hände zwischengeschaltet, die vorher mit den erregerhaltigen Körperstellen in Kontakt gekommen sind

Aufgabe 26.4

- In der **Invasionsphase** *(Ansteckung)* bleibt der Erreger am Organismus haften und dringt in ihn ein.
- **Inkubationszeit** *(Ansteckungszeit)* bezeichnet den zeitlichen Abstand zwischen Ansteckung und Krankheitsausbruch.
- In der **Phase des Krankseins** ist der Patient teils nur leicht beeinträchtigt, teils aber auch lebensgefährlich krank
- In der **Überwindungsphase** wird der Erreger aus dem Körper entfernt. Gelingt dies nicht, kommt es zum Tod des Patienten oder zur örtlichen Eingrenzung des Erregers, z. B. in einer Kapsel oder in einem Organ. Bei Abwehrschwäche besteht dann die Gefahr des Wiederaufflackerns der Infektion.

Aufgabe 26.5

- Vitalzeichen, Körpertemperatur, Bewusstsein und Hautzustand engmaschig kontrollieren und dokumentieren
- Flüssigkeitsbilanz erstellen
- Katheter, Drainagen und venöse Zugänge regelmäßig auf ihre Funktion überprüfen und Haut um die Punktionsstellen auf Infektionszeichen beobachten

Aufgabe 26.6

Expositionsprophylaxe: Vorbeugung von Infektionen durch Vermeidung des Kontakts zu den Infektionserregern.
Dispositionsprophylaxe: Vorbeugung von Infektionen durch Verringerung der Empfänglichkeit eines Individuums für eine Infektion.

Aufgabe 26.7

Infektionsschutzgesetz (IfSG, genau: Gesetz zur Verhütung und Bekämpfung von Infektionskrankheiten beim Menschen). Zur Meldung verpflichtet sind zwar im Krankenhaus die Ärzte. Prinzipiell müssen aber alle mit der Therapie oder Pflege des Patienten berufsmäßig Befassten melden, also auch Pflegende, wenn kein Arztkontakt zustande kommt. Die Meldung muss unverzüglich, spätestens nach 24 Std. beim zuständigen Gesundheitsamt erfolgen.

Aufgabe 26.8

Botulismus, Cholera, Diphtherie, humane spongiforme Enzephalopathien (ausgenommen familiär-hereditäre Formen), akute Virushepatitis, enteropathisches hämolytisch-urämisches Syndrom (HUS), virusbedingte hämorrhagische Fieber, Masern, Meningokokken-Meningitis oder -Sepsis, Milzbrand, Poliomyelitis, Pest, Tollwut, Typhus /Paratyphus

Kapitel 27

Aufgabe 27.1

Das HIV wird durch Körpersekrete übertragen, wobei das Virus durch kleinste Haut- oder Schleimhautverletzungen in den Körper eindringt (v. a. beim Geschlechtsverkehr). *Alle* Körperausscheidungen sind potentiell infektiös, also z. B. Stuhl, Urin, Erbrochenes, Speichel, Sputum, Tränenflüssigkeit und Muttermilch. Blut und Sperma sind jedoch besonders virushaltig und bei Jugendlichen und Erwachsenen die Hauptübertragungswege.

Aufgabe 27.2

- Unterbringung in einem Einzelzimmer ist nicht erforderlich. Ausnahmen sind beispielsweise gleichzeitig bestehende andere Infektionen, die eine Isolierung erfordern, oder eine hochgradige Abwehrschwäche des Patienten mit Notwendigkeit einer Umkehrisolation
- Über das Übliche hinausgehende Desinfektionsmaßnahmen sind nicht generell notwendig, können aber durch Begleiterkrankungen, etwa einen infektiösen Durchfall, erforderlich sein. Das Geschirr Infizierter gilt als nicht ansteckend, die Wäsche nur, wenn sie mit virushaltigem Material in direkten Kontakt gekommen ist.
- Wenn irgend möglich, sollte Einmalmaterial bevorzugt werden. Alternative ist die streng patientenbezogene Verwendung medizinischer Geräte und tägliche Sterilisation von Therapiegegenständen aus Kunststoff.

Aufgabe 27.3

- Tragen von Handschuhen aus Latex oder sog. synthetischem Latex bei jedem Kontakt mit Körperflüssigkeiten; Vermeiden von Verletzungen mit gebrauchten Instrumenten, insbesondere Kanülen
- Verletzungen durch benutzte Skalpelle, Infusionsbestecke, Kanülen etc. vermeiden. Kanülen *sofort* in geeignete Behälter entsorgen
- Bei Kontakt mit Blut, Ausscheidungen und Sekreten sowie beim Waschen des Patienten und beim Verbandswechsel Handschuhe benutzen und Hände regelmäßig desinfizieren
- Evtl. zusätzlich Schutzkittel (z. B. bei Durchfällen), Mundschutz und Schutzbrille (bei Aerosolbildung) tragen
- Die Hände regelmäßig eincremen, um rissiger Haut vorzubeugen. Bei Verletzungen an den Händen gut schließenden, wasserundurchlässigen Verband anlegen; bei zu erwartendem Kontakt mit infektiösem Material andere Pflegekraft bitten, die Maßnahme durchzuführen
- Material, das mit erregerhaltigen Körpersekreten in Berührung gekommen ist, sorgfältig entsorgen (Sondermüll, Kennzeichnung als „infektiös"). Verschüttetes Blut (oder andere Körperausscheidungen) aufwischen und die Fläche anschließend desinfizieren
- Infektiöse Laborproben nach den hausinternen Richtlinien kennzeichnen
- Bei Endoskopien oder beim Absaugen intubierter Patienten Mundschutz und Schutzbrille tragen, bei Operationen zwei Paar Handschuhe und Schutzbrille
- Für funktionsfähige Beatmungsgeräte (inkl. Zubehör wie z. B. Masken) sorgen, um eine Mund-zu-Mund-Beatmung zu vermeiden

Aufgabe 27.4

Erworbene, spezifische Überempfindlichkeit gegenüber bestimmten, an sich ungefährlichen Antigenen. Extremform ist der lebensbedrohliche anaphylaktische Schock.

Aufgabe 27.5

- **Prick-Test:** Zunächst wird ein Tropfen einer Allergenlösung auf den Unterarm des Patienten aufgetropft und dann mit einer Nadel durch den Tropfen oberflächlich in die Haut gestochen. Zur Kontrolle werden ein Tropfen NaCl (*Negativkontrolle*, es darf *keine* Quaddelbildung erfolgen) und ein Tropfen Histaminlösung (➤ *Positivkontrolle*, es *muss* Quaddelbildung erfolgen) appliziert. Abgelesen wird nach 20 Min. Dabei wird die Reaktion auf die Testsubstanz mit der Positiv- und Negativkontrolle verglichen.
- Beim **Scratch-Test** wird die Haut des Patienten mittels einer Lanzette oberflächlich angeritzt und dann die Allergenlösung aufgetragen. Der übrige Testablauf entspricht dem beim Prick-Test.
- Unter einem **Intradermaltest** versteht man die intrakutane Injektion von 0,02 ml Antigenlösung mit einer Tuberkulinspritze. Der übrige Testablauf entspricht dem beim Prick-Test.

Aufgabe 27.6

Gefahr: Anaphylaktischer Schock, daher besondere Patientenbeobachtung während und mindestens ½ Stunde nach dem Test.

- Warnzeichen sind (generalisierter) Juckreiz und Quaddelbildung der Haut, Übelkeit, Heuschnupfen- oder Asthmasymptome und Kreislaufstörungen (Tachykardie, Hypotonie) bis hin zum Kreislaufversagen.
- Viele Patienten können anfangs ihre Beschwerden nicht genau angeben. Äußerungen wie „irgendwie ist was komisch" oder „mir ist so warm" müssen unbedingt ernst genommen werden.
- Bei einem dieser Symptome informieren die Pflegenden unverzüglich den Arzt.

Aufgabe 27.7

Histamin ist eine vornehmlich in Mastzellen gespeicherte Substanz, die z. B. bei allergischen Reaktionen freigesetzt wird. Über H_1-Rezeptoren führt Histamin zu einer Kontraktion von Darm- und Bronchialmuskulatur. Große Blutgefäße verengen, kleine erweitern sich. Die Kapillardurchlässigkeit steigt. Schmerz und Juckreiz bei allergischen Reaktionen erklären sich durch die Histaminwirkung auf sensible Nervenenden. Über H_2-Rezeptoren steigert Histamin die Magensaftproduktion und wirkt auf das Herz.

Aufgabe 27.8

Die Antikörper und Zellen des Immunsystems sind aufgrund ihrer Vielfalt prinzipiell in der Lage, jeden beliebigen Eiweißkörper zu vernichten. Im Normalfall jedoch werden die gegen den eigenen Körper gerichteten Abwehrzellen bei der Prägung in Thymus und Knochenmark aussortiert, so dass nur solche Abwehrzellen in die Blutbahn gelangen, deren Antikörper gegen die Antigene des eigenen Körpers keine Immunantwort bilden **(Immuntoleranz).**
Autoimmunerkrankungen *(Autoimmunkrankheiten, Autoaggressionskrankheiten):* Krankheiten, bei denen sich Antikörper oder sensibilisierte Lymphozyten gegen körpereigene Gewebe richten und diese schädigen.

Kapitel 28

Aufgabe 28.1

Erfahrungsbezogene Aufgabe ohne Lösungsvorgabe. Inhaltliche Impulse können im Kapitel 28.1.1 als Anregung genutzt werden, zunächst sollte die Aufgabe aber ohne nachzuschauen angegangen werden.

Aufgabe 28.2

Skabies: Durch die **Krätzmilbe** *(Sarcoptes scabiei)* hervorgerufene, ansteckende Hauterkrankung mit starkem Juckreiz.
Pedikulose: Erkrankungen durch **Läuse,** beim Menschen durch die Kopf-, Filz- und Kleiderlaus.

Aufgabe 28.3

- Aufklärung von Patienten und medizinischem Personal über Latexallergien
- Das Suchen nach Alternativen und Beachten präventiver Verhaltensweisen, beispielsweise Hautschutzmaßnahmen, Verwendung alternativer latexarmer (latexfreier) und weniger allergen wirksamer Handschuhe
- Das Bereithalten von Listen mit latexhaltigen und alternativen latexfreien Produkten an den jeweiligen Arbeitsplätzen, die Information über Schutzmaßnahmen vor dem Entstehen einer Latexallergie, das Erstellen von Richtlinien zum Schutz von latexallergischen Patienten und medizinischem Personal, vornehmlich im chirurgischen Bereichen
- Die Information über Selbsthilfeorganisationen für Latexallergiker

Wichtigste therapeutische Maßnahme beim allergischen Kontaktekzem ist das Meiden der auslösenden Substanz – die **Allergenkarenz.**

Aufgabe 28.4

Siehe Tabelle Seite 201.

Aufgabe 28.5

Triggerfaktoren sind Inhalations- und Kontaktallergene, Nahrungsmittel, hautreizende Stoffe (z. B. Wolle), Schweiß, trockene Luft und psychische Belastungen.
Ansonsten: Erbliche Veranlagung, abnorme zelluläre Immunreaktionen, Störungen der Hautschutzfunktion und Veränderungen des vegetativen Nervensystems
Auslösende Faktoren: Klima oder psychische Belastungen

Aufgabe 28.6

Alle Pflegetätigkeiten werden extrem vorsichtig durchgeführt, da die Haut der Patienten insbesondere im akuten Schub bei Berührung schmerzt.

- Die Haut entsprechend der ärztlichen Anordnung behandeln und den Patienten zur Selbstpflege anleiten.
- Hautaustrocknende Externa wie alkoholische Lösungen oder Gele vermeiden.
- Häufiges Baden und Duschen unter Verwendung alkalischer Seifen vermeiden. Keine Schaumbäder nehmen.
- Dem Patienten vom Schwimmen in chlorhaltigem Wasser abraten
- Fingernägel kurz halten.

Aufgabe 28.7

Psoriasis *(Psoriasis vulgaris, Schuppenflechte):* Chronische, meist schubförmig verlaufende Hauterkrankung mit genetischer Disposition, die durch eine gesteigerte Zellneubildung der Ober-

Kapitel 28, Aufgabe 4

	Toxische/irritative Kontaktdermatitis	Phototoxische Kontakt-dermatitis	Allergische Kontakt-dermatitis	Photoallergische Kontaktdermatitis
Definition	Dosis- oder konzentrationsabhängige Reaktion auf obligat toxisch bzw. irritierend wirkende Substanzen	Durch Kontakt mit Substanzen, die erst bei Lichteinwirkung toxisch wirken, z. B. Furocumarine in Kosmetika mit Bergamottöl (Berloque-Dermatitis) oder Teer in Lokaltherapeutika (Teersonnendermatitis)	Dosis- oder konzentrationsunabhängige Reaktion nach vorangegangener Sensibilisierung	Durch Kontakt mit Substanzen, die bei Lichteinwirkung allergische Reaktionen hervorrufen, z. B. Duftstoffe
Klinik	Hautveränderungen nach Minuten bis Stunden, beschränkt auf das Einwirkungsgebiet	Hautveränderungen nach 12–48 Std., wobei einzelne Herde auch außerhalb des exponierten Gebietes auftreten können (Streuphänomen)		
Diagnostik	Decrescendo-Reaktion im Epikutantest, d. h. Nachlassen der Reaktion nach Entfernen der Substanz	Belichteter Epikutantest (➤ Photopatch-Test)	Crescendo-Reaktion im Epikutantest, d. h. Verstärkung der Reaktion innerhalb von 24–48 Std. nach Entfernen der Substanz	Belichteter Epikutantest (➤ Photopatch-Test)

haut mit Verhornungsstörungen sowie Entzündung gekennzeichnet ist. Häufigkeit etwa 1 – 3% der Bevölkerung, Gipfel der Erstmanifestation 10. – 30. Lebensjahr.

Aufgabe 28.8

Kopfhaut, Ellenbeugen (innen & außen), in Höhe der Kniescheibe, Rücken: in Höhe des Lumbalbereiches (wirbelsäulennah). Zur Lösung bietet sich auch ein Abgleich mit der Abb. 28.46 *Pflege Heute* an.

Kapitel 29

Aufgabe 29.1

Unabhängig von der Lösungsvorgabe können hier wieder viele weitere Angaben korrekt sein. Überprüfung jeweils in den Unterkapiteln zu *Pflege Heute* 29.

Ausscheidung:

Kann der Patient alleine Wasser lassen, dokumentieren die Pflegenden vor allem die tägliche Urinmenge und beobachten den Harn auf krankhafte Veränderungen. Ist die Harnableitung beeinträchtigt, wird der Urin meist über Katheter oder Drainagen nach außen geleitet. Die Aufgabe der Pflegenden besteht dann in der fachgerechten Katheter- und Drainagenversorgung.

Ist die Harn*produktion* in den Nieren selbst beeinträchtigt, sind durch die Schwere der Grunderkrankung oder durch die zunehmende Harnvergiftung mit Notwendigkeit der Dialyse zahlreiche Lebensbereiche beeinträchtigt. Ein-/Ausfuhrkontrolle , Wiegen, Urinbeobachtung und zahlreiche weitere Maßnahmen, je nach Grunderkrankung, sind hier angezeigt.

Ernährung:

Appetitlosigkeit, Übelkeit oder Erbrechen können auftreten – darauf nehmen die Pflegenden bei der Essensbestellung Rücksicht. Außerdem müssen viele Nierenkranke eine eiweiß-, kalium-, phosphat- und salzarme Diät einhalten. Vorlieben und Lebensweisen sollten weitestgehend berücksichtigt werden. Die erwünschte oder erlaubte Trinkmenge hängt von der Grunderkrankung ab.

Aufgabe 29.2

Unsteril:

- Alles zur Hautdesinfektion und Rasur
- Sterile Spritze, ggf. mit Zwei-Wege-Hahn
- Sterile Kanüle (ca. 12 cm lang)
- Sterile Tupfer
- Beschriftetes, steriles Untersuchungsröhrchen
- Verbandmaterial
- Abwurf für Kanülen und Verpackungsmaterial

Steril:

- Spaltbare Punktionskanüle und spezieller Katheter mit selbstaufrollender Spitze oder blockbarem Ballon an der Katheterspitze. Beide sind auch als Punktionsbesteck erhältlich
- Geschlossenes Urinableitungssystem
- Alles zur Hände- und Hautdesinfektion, Hautrasur
- Alles zur Lokalanästhesie
- Lochtuch

- Sterile Handschuhe
- Skalpell
- Ggf. Fixierplatte
- Nahtmaterial
- Verbandmaterial
- Abwurfgefäß
- Ggf. 8 – 10 cm lange Kanüle mit 20-ml-Spritze

Weitere Materialien nach hausinternem Standard

Aufgabe 29.3

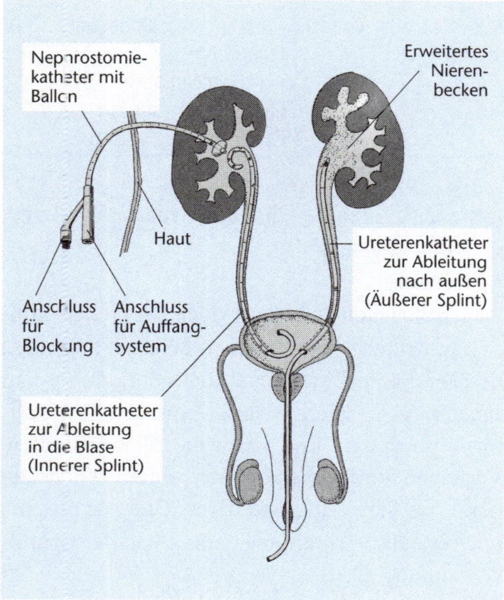

Abb. 29.1: Häufige Katheter nach nephrologischen und urologischen Eingriffen. [A400-190]

Aufgabe 29.4

Shunt:
Zur täglichen Funktionskontrolle des Shunts gehören neben der Inspektion z. B. auf Rötungen, Schwellungen und Hämatome die Palpation und die Auskultation mit dem Stethoskop. Normal sind ein deutlich tastbares „Schwirren" und ein auskultatorisch hörbares Rauschen über dem Shunt. Die Hautpartie um den Shunt wird täglich mit Wasser und Seife gereinigt und an den dialysefreien Tagen gut eingecremt.
Gewicht/RR:
Körpergewicht und Blutdruck des Patienten werden täglich kontrolliert. Die Blutdruckmessung darf nicht am Shuntarm durchgeführt werden.
Kalorienzufuhr/Ernährung:
Je nach körperlicher Aktivität des Patienten ist bei älteren Kindern und Erwachsenen eine Kalorienzufuhr von täglich 30 – 35 kcal/kg angemessen (davon etwa 50% Kohlenhydrate), bei jüngeren Kindern mehr. Wegen der dialysebedingten Aminosäureverluste wird eine eiweißreiche Nahrung (Eiweißzufuhr mind. 1,2 g/kg täglich) empfohlen. Außerdem soll die Kost kalium- und phosphatarm sein. Die Einschränkung der Natriumzufuhr richtet sich nach Blutdruck, Durstgefühl und Restdiurese. Die Trinkmenge wird so bemessen, dass der erwachsene Patient im dialysefreien Intervall nicht mehr als 1 kg täglich zunimmt. Bei Kindern gilt 3% des Körpergewichts als Grenze.

Aufgabe 29.5

- Ggf. alle Maßnahmen zur Pflege eines Patienten mit Fieber (➢ *Pflege Heute* 12.4.4.2)
- Alle Maßnahmen zur Pflege eines Patienten mit einer Zystitis (29.4.2)
- Bettruhe bei schwer kranken Patienten
- Durchführung aller notwendigen Prophylaxen
- Ggf. Flüssigkeitszufuhr über Infusionen, wenn der Patient nicht ausreichend trinken kann
- Flüssigkeitsbilanzierung, um ein drohendes akutes Nierenversagen zu erkennen.

Aufgabe 29.6

- Der Patient soll 3 – 4 l täglich trinken (sofern keine Kontraindikationen vorliegen)
- Dem Patienten körperliche Bewegung, z. B. Treppensteigen oder Hüpfen, empfehlen.
- Ggf. lokale Wärme (ärztliche Zustimmung)
- Urin auf Farbe und Menge kontrollieren; pH-Wert bestimmen. Das spezifische Gewicht, bestimmt mit Teststreifen, sollte unter 1012 – 1015 liegen.
- Urin sieben, um abgehende Steine für eine chemische Untersuchung aufzufangen
- 24-Stunden-Sammelurin
- Regelmäßige Temperaturkontrollen
- Ggf. Diät (Reduktion der steinbildenden Substanzen senken)
- Beratung bzgl. Rezidivprophylaxe

Aufgabe 29.7

- Im **Stadium I** *(Reizstadium)* ist der Harnstrahl abgeschwächt, und es dauert länger, bis die Miktion beginnt. Der Patient muss häufig auf die Toilette gehen (auch nachts) und die Bauchpresse einsetzen („drücken"), damit sich die Blase vollständig entleert

- Im **Stadium II** *(Restharnstadium)* ist die Harnröhre so stark eingeengt, dass sich Restharn bildet, d. h. dass eine vollständige Entleerung der Blase nicht mehr möglich ist. Der Patient hat fast ständig Harndrang, kann aber immer nur geringe Mengen Urin lassen. Der Restharn fördert die Entstehung von Harnwegsinfekten
- Im **Stadium III** *(Dekompensationsstadium)* kommt es zur Überlaufblase mit Harnrückstau bis zu den Nieren und Nierenfunktionsschädigung.

Aufgabe 29.8

Varikozele: Krampfaderartige Erweiterung, Verlängerung und Schlängelung der Hodenvene und des Venengeflechts im Hodensack. Altersgipfel 15. – 25. Lebensjahr.
Hydrozele: Angeborene oder erworbene Ansammlung von seröser Flüssigkeit zwischen den Hodenhüllen

Kapitel 30

Aufgabe 30.1

Siehe Tabelle Seite 204.

Aufgabe 30.2

Bei bösartigen Tumoren werden im Rahmen der operativen Therapie meist auch Lymphknoten des Abflussgebietes entfernt, bei einem Mammakarzinom also axilläre Lymphknoten der betroffenen Seite, bei Ovarial-, Zervix- und Endometriumkarzinomen Beckenlymphkoten und bei einem Vulvakarzinom Leistenlymphkonten. Auch eine Strahlentherapie kann die Lymphabflusswege beeinträchtigen. Hauptgefahr: chronisches Lymphödem.

Aufgabe 30.3

Eumenorrhö: Normale Menstruationsblutung
Menorrhagie: Verlängerte Regelblutung
Brachymenorrhö: Verkürzte Regelblutung
Hypermenorrhö: Zu starke Regelblutung
Polymenorrhö: Unregelmäßig oder regelmäßig verkürzte Zyklen
Oligomenorrhö: Stark verlängerte Zyklen

Aufgabe 30.4

Ausführliche Lösung in *Pflege Heute* 30.3.3; Kurzlösung:
Untersuchungsraum vorbereiten, Materialien vorbereiten, Patientin vorbereiten, Assistenz bei der Untersuchung, Nachbereitung

Aufgabe 30.5

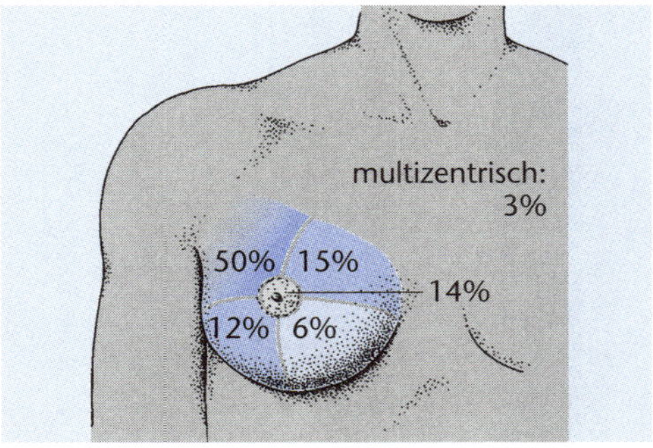

Abb. 30.1: Häufigkeitsverteilungen der Mammakarzinome. [A300-190]

Aufgabe 30.6

Hier ist keine „Ideallösung möglich", es sollte aber auf die Besonderheiten der psychischen Begleitung dieser Patientinnen eingegangen werden. Nicht wenige Frauen empfinden die Gebärmutterentfernung, auch wenn sie keinen Kinderwunsch mehr haben und die Hysterektomie nach außen nicht sichtbar ist, als tief greifenden Organverlust, sie fühlen sich „nicht mehr vollständig" und weniger weiblich. Auch die Frage nach dem sexuellen Empfinden nach der Operation beschäftigt die Frauen unterschiedlich stark und kann sie sehr ängstigen. Die Pflegenden bemühen sich, solche Befürchtungen der Frauen zu erspüren und auf sie einzugehen. Sie ermutigen die Frau, ihre Gefühle zu äußern und vermitteln ggf. ein Gespräch mit dem Arzt.

Aufgabe 30.7

- Anamnese, bei der Erstvorstellung einschließlich Errechnen des voraussichtlichen Geburtstermins
- Feststellung des Körpergewichts
- Blutdruckmessung
- Körperliche Untersuchung (Fundusstand der Gebärmutter?) einschließlich vaginaler Untersuchung (Infektionen? Beschaffenheit des Muttermundes?)
- Urinuntersuchung mit Teststreifen (Harnwegsinfekt? Proteinurie? Glukosurie?)
- In regelmäßigen Abständen Hb-Bestimmung (hochgradige Anämie mit Notwendigkeit einer Eisengabe?)
- Serologische Blutuntersuchungen zur Infektionsdiagnostik und Erkennung von Blutgruppenunverträglichkeiten
- Untersuchung eines Zervixabstrichs auf Chlamydien-Antigene.

Kapitel 30, Aufgabe 1

	Abraslo	Konisation	Laparoskopie	Abdominale/vaginale Hysterektomie
Routineuntersuchungen	Blutuntersuchungen nach hausinternen Richtlinien, Urinstatus, Schwangerschaftstest bei allen Frauen im gebärfähigen Alter. EKG ab 40. Lj., Rö Thorax ab 60. Lj. (hausinterne Richtlinien beachten)			
Zusätzliche Blutuntersuchungen	Bei Abort (Fehlgeburt) Blutgruppenbestimmung	Keine	Blutgruppenbestimmung inkl. Rhesusfaktor	Blutgruppenbestimmung inkl. Rhesusfaktor
Körperpflege	Duschen, Entfernen des Nagellacks von Finger- und Zehennägeln, Reinigung des Bauchnabels, z. B. mit Benzin			
Rasur des OP-Gebietes	Evtl. Kürzen der Haare an den großen Labien	Kürzen der Haare an den großen Labien	Rasur des Abdomens einschließlich Mons pubis und Leisten	Bei abdominaler Hysterektomie wie bei Laparoskopie, bei vaginaler abwärts bis zum Anus
Darmreinigung	Keine	Keine	Meist am Vortag der OP Laxantien oral, am Vorabend Klysma	Meist am Vortag der OP Laxantien oral, am Vorabend Klysma
Thromboseprophylaxe	Thromboseprophylaxestrümpfe, Low-dose-Heparinisierung (Arztanordnung)			
Ernährung am Vortag	Normale Kost	Normale Kost	Am Vorabend leichte Kost	Ab mittags nur flüssige Kost (mittags Suppe, abends Tee)
Nahrungskarenz	Ab 22.00 bzw. 24.00 Uhr des Vorabends der Operation			
Besondere Maßnahmen/ Dokumentation	• Messung und Dokumentation von Körpertemperatur, Puls, Blutdruck, Körpergröße und -gewicht • Aufklärungsgespräche, anschließend schriftliche Einverständniserklärungen der Patientin • Spätabendliche Verabreichung eines Schlaf- oder Beruhigungsmittels nach Arztanordnung			
Präoperative Maßnahmen am Tag der Operation	• Beziehen und Kennzeichnen des Bettes mit Namen der Patientin und Station • Austausch des Nachthemdes der Patientin gegen ein OP-Hemd • Entfernen von Prothesen, Schmuck und Kontaktlinsen • Kontrolle des korrekten Sitzes der Antithrombosestrümpfe • Bereitlegen der erforderlichen Patientenunterlagen • Blasenentleerung vor Verabreichung der Prämedikation • Verabreichung der angeordneten Prämedikation bei Abruf			

Aufgabe 30.8

Entbindungstermin = Datum des 1. Tages der letzten Menstruation + 7 Tage – 3 Monate + 1 Jahr +/– X (X ist dabei die Abweichung vom 28-tägigen Zyklus in Tagen)

Kapitel 31

Aufgabe 31.1

- Für ausreichende Beleuchtung sorgen
- Türrahmen farblich markieren und Zimmernummern plastisch hervorheben
- Räumlichkeiten ausführlich vorstellen, abgehen und ggf. ertasten lassen
- Tisch und Stühle ohne ausgestellte Beine bevorzugen
- Möglichst eine Flurseite freilassen
- Auf durchgehende Griffleisten und Haltegriffe achten
- Bewegliche Gegenstände feststellen
- Inventar und persönliche Sachen am gewohnten Platz belassen
- Sicheres Schuhwerk anziehen (lassen)
- Patienten vor nassen Böden warnen
- Bettklingel griffbereit anbringen. Damit der Patient die Klingel auch auf Anhieb findet, sie vor Verlassen des Krankenzimmers ertasten lassen.

Aufgabe 31.2

OD = Oculus dexter = Rechtes Auge = RA
OS = Oculus sinister = Linkes Auge = LA
OU = Oculi uterque = Beide Augen = R/L, bds.

Aufgabe 31.3

- Arzneimittel auf Gebrauchsfähigkeit überprüfen (Lagerung bei vorgeschriebener Temperatur? Einhaltung des Verfalldatums? Keine Ausflockung oder Verfärbung?)
- Angeordnete Dosierung, Tropfzeiten und -abstände einhalten
- Arzneimittel mit Patientendaten kennzeichnen und ausschließlich für diesen Patienten verwenden
- Flaschen- und Tubenverschlüsse nicht verwechseln. Kontakt zwischen Applikator und Auge vermeiden, um eine Kontamination auszuschließen
- Augentropfen stets vor Augensalbe verabreichen
- Trägt der Patient Kontaktlinsen, diese entfernen. Patienten darauf aufmerksam machen, dass er diese nicht vorzeitig wieder einsetzen darf, da viele Augentropfen die Kontaktlinsen auf Dauer verfärben.

Aufgabe 31.4

Benötigte Materialien zurecht stellen und Hände waschen; Kopf beim Sitzen möglichst anlehnen; Finger nahe an den Wimpernrand führen, das Unterlid leicht herunterziehen und nach oben blicken.
Mit der anderen Hand hält er das Tropffläschchen schräg über sein Auge, fixiert den Konus und verabreicht sich den Tropfen durch leichten Druck auf die Kunststoffflasche. Dann das Auge langsam schließen, überschüssige Tropfen von der Wange tupfen und die Flasche gleich wieder verschließen.
Zur Salbenapplikation verfährt der Patient analog. Anstatt zu tropfen gibt er aber einen etwa 0,5 cm langen Salbenstrang in den unteren Bindehautsack.

Aufgabe 31.5

Primäres Glaukom: Eigenständige Erkrankung. Beim Glaucoma simplex (Weitwinkelglaukom, Offenwinkelglaukom) ist der Kammerwasserabfluss durch altersbedingte, mikroskopische Ablagerungen im feinen Maschenwerk des Kammerwinkels erschwert. Beim Winkelblockglaukom ist die Vorderkammer schon makroskopisch verändert und der Abfluss des Kammerwassers erschwert. Beim akuten Winkelblockglaukom (akutes Glaukom) ist die Vorderkammer anlagebedingt so flach, dass die Regenbogenhaut den Kammerwinkel blockieren kann.
Sekundäres Glaukom: Bei sekundären Glaukomen dagegen liegt der Augeninnendruckerhöhung eine Ersterkrankung zugrunde, z. B. Verletzungen, Gefäßneubildung bei Diabetes mellitus oder Entzündungen.
Beim **kongenitalen Glaukom** (angeborenes Glaukom; Hydrophthalmus; Buphthalmus = Ochsenauge) wird der Kammerwinkel durch mesodermales Gewebe verlegt. Die Augeninnendrucksteigerung führt zu einer Vergrößerung des kindlichen Auges.

Aufgabe 31.6

Myopie = Kurzsichtigkeit
Hypermetropie = Weitsichtigkeit
Presbyopie = Alterssichtigkeit
Astigmatismus = Stabsichtigkeit
Physik: ➤ Abb. 31.36 *Pflege Heute*

Aufgabe 31.7

Katarakt = Grauer Star: Trübung der Augenlinse
Nach der Operation werden tagsüber ein- bis zweistündlich (manchmal sogar halbstündlich) Glukokortikoide oder ein Glukokortikoid-Antibiotika-Präparat getropft. Zur Nacht wird eine entsprechende Salbe verabreicht. Postoperativ wird die Pupille mit einem Mydriatikum weitgestellt, um den Augenhintergrund inspizieren zu können und um Verklebungen zwischen Iris und Linse (hintere Synechien) mit nachfolgender Pupillenentrundung vorzubeugen. Das frisch operierte Auge wird für ca. drei Tage mit Kompresse und Schale oder Lochschale über 24 Std. verbunden. Danach reicht ein Hohlverband zur Nacht aus.

Aufgabe 31.8

ADF, BCE

Kapitel 32

Aufgabe 32.1

Atmung: Sekretansammlungen oder Schwellungen (Entzündung, Tumoren) des Rachenraumes und der Trachea führen häufig zur Behinderung der Atmung, hier verschaffen *atemerleichternde Maßnahmen* Linderung.
Ernährung: Bei Erkrankungen im HNO-Bereich kommt es besonders postoperativ häufig zu Schluckstörungen, v. a. nach Operationen in Mundhöhle und Rachen, und zu Schmerzen beim Schlucken, z. B. nach Entfernung der Gaumenmandeln (Tonsillektomie) durch große Wundflächen in der Rachenschleimhaut.
Haut: Bei Patienten mit weit fortgeschrittenen, unheilbaren Tumoren kann durch Tumorzerfall ein unangenehmer Geruch entstehen, unter dem die Patienten oft so stark leiden, dass sie sich sozial zurückziehen und mit Depressionen reagieren.
Kommunikation: Die Kommunikationseinschränkung durch Schwerhörigkeit oder Hörverlust stellt für den Patienten eine schwere Behinderung dar, weil er von seinem Umfeld weitgehend abgeschottet ist.
Bei Erkrankungen des Rachens, der Mundhöhle oder des Larynx kann das Sprechen gestört sein. Der Patient mit Tracheotomie beispielsweise ist zumindest in der Anfangsphase auf nonverbale Kommunikation angewiesen.
Bewusstsein: Einzelne Patientengruppen mit Erkrankungen im HNO-Bereich (vor allem Patienten mit Tumorerkrankungen) müssen intensiv auf eine Umstellung ihrer gewohnten beruflichen und privaten Lebenssituation vorbereitet werden, da die zugrunde liegenden Erkrankungen bzw. die therapeutischen Maßnahmen zu einschneidenden Änderungen führen.

Aufgabe 32.2

- Vor der Applikation putzt sich der Patient die Nase
- Dann neigt er den Kopf leicht nach hinten und zur Seite
- Anschließend träufelt er die verordnete Tropfenzahl in beide Nasenlöcher und atmet sofort durch die Nase ein („Flüssigkeit hochziehen"), damit die Nasentropfen nicht in den Rachen abfließen.

Bei Nasensalben: Nach Einbringen der Nasensalbe (ggf. mit Applikator) das andere Nasenloch zuhalten und bei der Einatmung die Salbe hochziehen.

Aufgabe 32.3

- Patienten über Maßnahmen zur Minderung der Nachblutungsgefahr aufklären:
- Regelmäßiges Kühlen des Nackens mit Hilfe von Coldpacks/Halskrawatte.
- Bei Schmerzen keine Azetylsalizylsäure
- Vermeiden von Anstrengung und ruckartigen Kopfbewegungen, kein Naseputzen (Sekret mit Kompressen abtupfen).
- Patienten darauf hinweisen, bei evtl. Nachblutung die Pflegenden frühzeitig zu informieren und blutiges Sekret nicht zu schlucken, sondern auszuspucken.

Diese Informationen sollten dem Patienten am besten schon präoperativ gegeben werden!

Aufgabe 32.4

Bei der **Schallleitungs-Schwerhörigkeit** (1) ist der physiologische Weg der Schallwellen durch krankhafte Prozesse im äußeren Gehörgang, Mittelohr (Mittelohrschwerhörigkeit) oder am ovalen Fenster gestört. Hingegen liegt die Ursache der Schwerhörigkeit bei der **Schallempfindungs-Schwerhörigkeit** (2) im Bereich des Innenohres (Innenohrschwerhörigkeit) oder des Hörnervs.

Aufgabe 32.5

Akute Sinusitis = akute Nasennebenhöhlenentzündung
Pansinusitis: Entzündung aller Nasennebenhöhlen

Sinusitis maxillaris = Kieferhöhlenentzündung
Sinusitis frontalis = Stirnhöhlenentzündung
Sinusitis ethmoidalis = Entzündung der Siebbeinzellen
Sinusitis sphenoidalis = Entzündung der Keilbeinhöhlen

Aufgabe 32.6

Arztkontrollen einhalten; in den ersten drei postoperativen Wochen alles vermeiden, was die Gefahr einer Nachblutung erhöht, z. B. Blutdrucksteigerung durch körperliche Anstrengungen, Vollbäder, Pressen beim Stuhlgang oder Sonnenbaden.
Etwa für die gleiche Zeit sind Speisen ungünstig, welche die Wunde beeinträchtigen können, z. B. scharfkantige Brotrinden, Vollkornbrötchen, Krokanteis.

Aufgabe 32.7

Pseudokrupp = (subglottische Laryngitis*):* Kindliche Sonderform der Laryngitis mit Schwellung der Schleimhaut unterhalb des Kehlkopfes im Rahmen eines viralen Atemwegsinfektes. Gekennzeichnet durch Heiserkeit und typischen, „bellenden" Husten.
Epiglottits = Akute, lebensbedrohliche Entzündung des Kehldeckels (Epiglottis), vornehmlich beim Vorschulkind. Leitsymptome sind Schluckstörung und kloßige Sprache. Hauptsächlich verursacht durch das Bakterium Haemophilus influenzae Typ b (durch Impfung in der BRD selten).

Aufgabe 32.8
Siehe Tabelle rechts.

Kapitel 33

Aufgabe 33.1

Neurologie: Teilgebiet der Medizin, das sich mit Prophylaxe, Diagnose, *nichtoperativer Behandlung* und Rehabilitation bei Erkrankungen des zentralen und peripheren Nervensystems sowie bei Muskelerkrankungen befasst.
Neurochirurgie: Teilgebiet der Medizin, das vor allem die *operative Behandlung* von Erkrankungen, Verletzungen und Fehlbildungen des Nervensystems sowie bestimmter Funktionsstörungen (Schmerz, Epilepsie, Bewegungsstörungen) zum Gegenstand hat.
Neuropathologie: Teilgebiet der Medizin, das sich mit den krankhaften organisch-anatomischen Veränderungen des Nervensystems und der Skelettmuskulatur beschäftigt.

Kapitel 32, Aufgabe 8

	Pseudokrupp	Epiglottitis
Allgemeinzustand	Befriedigend	Stark reduziert
Fieber	Nur leicht	Ca. 39–40 °C
Schluckstörung	Nein	Leitsymptom
Halsschwellung	Nein	Meist stark
Speichelfluss	Nein	Leitsymptom
Kloßige Stimme	Nein	Leitsymptom
Heiserkeit	Leitsymptom	Nein
Bellender Husten	Leitsymptom	Nein
Inspiratorischer Stridor	Bei sehr schweren Formen	Unterschiedlich
Position des Kindes	Unterschiedlich	Sitzend
Häufiges Lebensalter	6 Monate – 3 Jahre	2–6 Jahre
Jahreszeit	Gehäuft im Herbst	Ganzjährig
Rezidive	Häufig	Sehr selten

Aufgabe 33.2

Hier sind unbedingt auch die Verweise in *Pflege Heute* Kapitel 33.1.2 zu beachten, da bei den genannten Lösungen nur eine kleine Auswahl aller potenzieller Pflegemaßnahmen aufeführt wird.
Bewegung: Der Patient erhält Hilfe zur Selbsthilfe, aktivierende Pflege.
Die Angehörigen werden in die Behandlung miteinbezogen. Pflegehandlungen werden immer so ausgeführt, dass der Patient möglichst viel davon profitiert. Hat der Patient bei einer Pflegehandlung z. B. Schmerzen, ist eine gute Schmerztherapie grundlegend.
Ein Vorgehen nach dem Bobath-Konzept ist in vielen Fällen zu empfehlen. Bei bettlägerigen Patienten sind Pneumonie-, Thrombose-, Dekubitus- und Kontrakturenprophylaxe elementar. Sobald es von medizinischer Seite möglich ist, wird der Patienten mobilisiert, um Komplikationen zu vermeiden.
Haut: Vorgehen nach dem Bobath-Konzept. Der Hilfsmitteleinsatz richtet sich nach dem Grundgedanken der aktivierenden Pflege. Hilfsmittel so einsetzen, dass sie den Patienten fördern. Sie dürfen ihn nicht daran hindern, einen Bewegungsablauf so wiederzuerlernen, dass er auch ohne Hilfsmittel möglich ist. Das Festlegen eines immer gleichen Ablaufs bei der Körperpflege be-

wirkt, dass der Patient mit der Zeit den Ablauf kennt und sich an ihn halten kann.

Atmung: Beobachtung der Atmung; Pneumonieprophylaxe; gezielter Einsatz von Atemübungen und Atemgymnastik.

Körpertemperatur: Die Körpertemperatur wird bei gefährdeten Patienten, z. B. nach einem Schlaganfall oder mit einem Schädel-Hirn-Trauma, regelmäßig und häufiger als bei anderen Patienten kontrolliert. Maßnahmen bei erhöhter Temperatur/Fieber: Siehe Kapitel 12.4 *Pflege Heute*

Ernährung: Spezifisches Schlucktraining kann sinnvoll sein. Dieses wird möglichst in Zusammenarbeit mit einer Dysphagietherapeutin erarbeitet. Die Mundpflege ist eine bedeutende Pflegeintervention und prophylaktische Maßnahme bei schluckgestörten Patienten und muss konsequent durchgeführt werden.

Ausscheidung: Einige neurologische Erkrankungen gehen mit Inkontinenz einher. Anfänglich kann das Legen eines transurethralen Dauerkatheters oder eines suprapubischen Katheters sinnvoll sein. Möglichst früh sollte aber mit einem Kontinenztraining begonnen werden, das bei konsequenter Durchführung oft gute Resultate erzielt.

Schlafen: Durch Einhalten einer festen Tagesstruktur kann der Patient dabei unterstützt werden, am Tag wach zu bleiben und in der Nacht zu schlafen. Durch sinnvolles und überlegtes Einsetzen von Aktivitäten, verteilt auf den ganzen Tag, kann auf einen geregelten Schlaf-Wach-Rhythmus hingearbeitet werden.

Kommunikation: Pflege bei Aphasie: siehe 12.9.4.2 *Pflege Heute*; Ansonsten: Therapeutische Beziehung aufbauen; der Patient muss sich ernst genommen fühlen; Ziel: Kommunikationseingeschränkte Patienten sollen sich nicht zurückziehen.

Aufgabe 33.3

Parese = Minderung der Muskelkraft

Paralyse = Völlige Unfähigkeit zur aktiven Bewegung.

Aufgabe 33.4

Monoparese bzw. **Monoplegie.** Unvollständige bzw. vollständige Lähmung einer einzelnen Gliedmaße (Arm oder Bein)

Hemiparese bzw. **Hemiplegie.** Unvollständige bzw. vollständige Lähmung einer Körperhälfte (rechts oder links)

Paraparese bzw. **Paraplegie.** Unvollständige bzw. vollständige Lähmung beider Arme oder beider Beine

Tetraparese bzw. **Tetraplegie.** Unvollständige bzw. vollständige Lähmung aller vier Gliedmaßen (beide Arme und beide Beine).

Aufgabe 33.5

Oben: Normal.

Mitte: Bei Ataxie, die z. B. bei Schädigungen der Hinterstränge im Rückenmark oder bei Kleinhirnerkrankungen auftritt.

Unten: Bei Intentionstremor, der ebenfalls häufig bei Kleinhirnerkrankungen zu beobachten ist. (➤ *Pflege Heute* Abb. 33.5)

Aufgabe 33.6

- **Agraphie** = Unfähigkeit zu schreiben
- **Alexie** = Unfähigkeit zu lesen
- **Akalkulie** = Unfähigkeit zu rechnen
- **Apraxie** = Unfähigkeit, bestimmte Handlungen koordiniert und in der richtigen Reihenfolge auszuführen. Der Patient ist z. B. nicht in der Lage sich zu kämmen, obwohl keine Lähmungen vorliegen.
- **Agnosie** = Störung des Erkennens, wobei die verschiedenen Sinneswahrnehmungen betroffen sein können.
- **Neglect** = Vernachlässigen einer Körper- und/oder einer Raumhälfte bis hin zum Ignorieren. Wird der Patient z. B. gleichzeitig an beiden Beinen berührt, gibt er an, nur an einem Bein berührt worden zu sein.

Aufgabe 33.7

Siehe Tabelle Seite 209.

Aufgabe 33.8

Die Überschriften/Kategorien in dieser Aufgabe sind lediglich als Hilfe gedacht – es kann auch eine eigene Reihenfolge erstellt werden.

Material & Labor:

Alles zur Hautdesinfektion und Lokalanästhesie; evtl. Utensilien zur Hautrasur; mehrere Lumbalpunktionskanülen mit unterschiedlichem Durchmesser und Länge; sterile Handschuhe, sterile Unterlage, 3 – 5 beschriftete (sterile) Liquorröhrchen, sterile Tupfer, Verbandsmaterial. Evtl. ein graduiertes Steigrohr nach Queckenstedt mit Ansatz für die Liquordruckmessung; ggf. alles für einen Eiweißschnelltest (z. B. Reagenzglas und *Pandy-Reagenz*) und einen Blutzucker-Stix.

Für viele Erkrankungen ist die gleichzeitige Bestimmung von Albumin, IgG und verschie-

Kapitel 33, Aufgabe 7

Funktion	(Beste) Reaktion des Patienten	Bewertung [Punkte]
Augen öffnen	Spontan Auf Ansprechen Auf Schmerzreiz Kein Öffnen	4 3 2 1
Verbale Reaktion	Orientiert Verwirrt, desorientiert Unzusammenhängende Worte Unverständliche Laute Keine verbale Reaktion	5 4 3 2 1
Motorische Reaktion Motorische Reaktion auf Schmerzreize	Befolgen von Aufforderungen Gezielte Schmerzabwehr Ungezielte Schmerzabwehr (sog. Massenbewegungen) Beugesynergien (Beugehaltung) Strecksynergien (Streckhaltung) Keine motorische Reaktion	6 5 4 3 2 1

denen Antikörpern im Blutserum erforderlich, dann richten der entsprechenden Materialien; Prüfen, ob aktuelle Blutgerinnungswerte des Patienten vorliegen

Information des Patienten:
Sicherstellen, dass der Patient vom Arzt aufgeklärt wurde und – je nach Klinik verschieden – eine Einverständniserklärung unterschrieben hat.

Auf Ängste des Patienten eingehen: Die Angst vieler Patienten vor einer Rückenmarkverletzung durch die Lumbalpunktion ist bei fachgerechter Durchführung unbegründet, da das Rückenmark beim Erwachsenen bereits auf Höhe der Bandscheibe zwischen erstem und zweitem Lendenwirbelkörper endet und der Arzt zur Punktion weiter unten einsticht. Evtl. noch einmal die einzelnen Schritte der Punktion durchgehen, dabei besonders betonen, wie der Patient selbst helfen kann, indem er den Rücken so weit wie möglich krümmt und möglichst ruhig liegen bleibt.

Kapitel 34

Aufgabe 34.1

Beziehungsgestaltung: Psychisch Kranke sind oft in ihrer Beziehungsfähigkeit zu anderen Menschen gestört. Dies erschwert den Zugang der Pflegenden und Therapeuten zum Patienten ganz erheblich: Sehr viel häufiger als bei der Pflege somatisch Kranker liegt zunächst keine Einsicht und kein Einverständnis des Patienten zu Pflege und Behandlung vor. Oft muss die Bereitschaft, sich auf eine Behandlung einzulassen, erst durch einen bewussten Beziehungsaufbau erarbeitet werden.

Die **Soziotherapie** konzentriert sich auf die zwischenmenschlichen Beziehungen und die soziale Umgebung des Patienten. Hierzu gehören beispielsweise:

- Milieugestaltung und Milieutherapie: Umgebung und Betreuung sollten so eingerichtet sein, dass ein therapeutisches – gesundheitsförderndes – Milieu entsteht
- Training der Alltagsbewältigung: Regelmäßiges Aufstehen, persönliche Hygiene
- Beschäftigungs- und Arbeitstherapie
- Sozialarbeit.

Aufgabe 34.2

Neben den hier beschriebenen Beispielen können wieder viele weitere Beispiele korrekt sein.

- Den Patienten auf den Sozialdienst und dessen Funktionen hinweisen. Ist er interessiert, mit ihm die verschiedenen Wege besprechen, wie ein Kontakt zum Sozialdienst hergestellt werden kann (z. B. schriftlich, telefonisch)
- Nummer, Telefonzeiten und Aufgabenbereiche des Sozialdienstes über dem Telefon aufhängen
- Patienten nach vorbereitendem Gespräch zum Telefon begleiten. Ihm helfen, die Nummer des Sozialdienstes zu wählen
- Den Sozialdienst über ein Problem des Patienten informieren

Aufgabe 34.3

- Aufgeschlossenheit, Gesprächsbereitschaft, Ansprechbarkeit
- Auffällige Vorstellungen (z. B. Äußerung über Stimmenhören) und auffälliges Verhalten
- Mimik, Gestik, Sprache und Körperhaltung
- Körperpflege und Kleidung
- Stimmungsschwankungen im Tagesverlauf
- Umgang mit der Erkrankung, Krankheitseinsicht
- Soziale Fähigkeiten wie Pünktlichkeit und Ordnung
- Gestaltung des „Privatbereiches" (Nachttisch, Schrank)
- Integration in die Stations- und Zimmergemeinschaft
- Verhalten bei Besuchen
- Freizeitverhalten und Beschäftigung
- Wirkung und Nebenwirkungen der Arzneimittel

Aufgabe 34.4

Daher werden die Beobachtungen der einzelnen Mitarbeiter laufend reflektiert und mit den Beobachtungen der Kollegen verglichen. Berufsgruppenübergreifende Teambesprechungen und Übergaben nehmen darum in der Psychiatrie breiten Raum ein. Gemeinsam werden die Beobachtungen zu einem zutreffenderen Bild des Patienten geformt. Auch die Interpretation der Beobachtungen wird am besten gemeinsam geleistet.

Aufgabe 34.5

Die **Bezugspflege** ist als Pflegesystem besonders geeignet. Der Patient findet in der Bezugspflegekraft eine Vertrauensperson, wodurch es ihm leichter fällt, sich zu öffnen und über Probleme zu sprechen. Außerdem werden zurückhaltende, ängstliche oder schon fast gesunde Patienten im Stationsalltag weniger leicht vernachlässigt.

Aufgabe 34.6

Siehe Tabelle unten.

Aufgabe 34.7

Formale Denkstörungen sind Störungen des Gedankengangs Bei Verdacht auf eine formale Denkstörung achtet der Untersucher besonders darauf, wie der Patient auf Fragen eingeht, ob er beim Thema bleiben kann und ob ihm das Nachdenken sichtlich Mühe macht. In der Tabelle 34.13 *Pflege Heute* finden sich detaillierte Beschreibungen und Beispiele.

Von **inhaltlichen Denkstörungen** spricht man, wenn die Urteilsfähigkeit des Patienten beeinträchtigt ist und sich das Denken offensichtlich mit veränderten, für Außenstehende nicht nachvollziehbaren Inhalten beschäftigt. Diese Störung liegt beim *Wahn* vor.

Kapitel 34, Aufgabe 6

Störung der …	Definition	Klinik	Ursache (Bsp.)
… zeitlichen Orientierung	Nichtwissen von Datum, Tag, Monat, Jahr, Jahreszeit	Der Patient sagt, es sei der erste Januar. Tatsächlich aber ist es Hochsommer.	Organisch bedingte psychische Störungen (OPS ➤ 34.13) wie Demenz
… örtlichen Orientierung	Nichtwissen des Ortes, an dem man sich aufhält (z. B. Stadt, Krankenhaus, Büro)	Der Patient meint, er sei zu Hause (und verhält sich auch so). Dabei ist er im Krankenhaus.	OPS (➤ 34.13) wie Demenz, Delir
… situativen Orientierung	Nichtwissen der Situation, in der man sich befindet (z. B. Patient im Krankenhaus)	Der Patient glaubt, man wolle ihm seine Kleidung stehlen. Er erkennt nicht, dass er sich für eine ärztliche Untersuchung ausziehen soll.	OPS (➤ 34.13) wie Demenz, Wahn, Delir
… Orientierung zur eigenen Person	Nichtwissen, wer man ist (z. B. Name, Vorname, Geburtsdatum)	Der Patient weiß nur noch seinen Vornamen, nicht mehr aber seinen Nachnamen. Er sagt, er sei schon vor längerer Zeit geboren.	Schwere Demenz (➤ 33.9.5, 34.13), Wahn

Aufgabe 34.8

- Antriebssteigerung durch Arzneimittel bei weiter bestehender depressiver Verstimmung
- Plötzliche, unerklärliche Ruhe und Freude (Erleichterung durch den Entschluss, sog. *präsuizidale Aufhellung*)
- Schreiben eines Testamentes
- Verschenken von Sachen
- Sammeln von Arzneimitteln
- Heftige Schuldvorwürfe oder Schuldwahn
- Aussagen über Sinnlosigkeit des Lebens
- Reden über Tod und Suizid, besonders bei Angabe konkreter Vorstellungen und Pläne
- Bericht über drängende Impulse, sich umzubringen
- Angabe von *imperativen* (befehlenden) *Stimmen*, die den Suizid befehlen.

Jede Beobachtung, die auf akute Suizidgefahr hinweist, muss sofort an das Team und an den behandelnden Arzt weitergegeben werden. Weitere Hinweise zum Umgang finden sich in Kapitel 34.16 *Pflege Heute*.

Kapitel 35

Aufgabe 35.1

Anästhesie (griech. *Unempfindlichkeit*): Unempfindlichkeit gegen Schmerz-, Berührungs- und Temperaturreize als gewünschtes Ergebnis einer Allgemein- oder Regionalanästhesie oder als Folge von Erkrankungen des Nervensystems. Im klinischen Sprachgebrauch auch Bezeichnung für die gesamte Fachabteilung eines Krankenhauses aus **Anästhesisten** *(Anästhesiologen, Narkoseärzte)* und **Anästhesieschwestern/-pflegern.**

Aufgabe 35.2

- Bereitstellung von Arzneimitteln und Zubehör für die Durchführung einer Anästhesie
- Prüfen und Bedienen der Narkose- und Überwachungsgeräte
- Assistenz bei Anästhesieein- und -ausleitung sowie Anästhesieführung
- Anästhesieüberwachung und -führung unter ärztlicher Aufsicht, dabei selbstständiges Verfolgen der Anästhesie und sorgfältiger Krankenbeobachtung
- Lagerung des Patienten gemeinsam durch den Anästhesisten und Operateur
- Bei Notfällen rascher und zielgerichteter Therapiebeginn, z. B. bei Reanimation bis zum Eintreffen des Arztes
- Postoperative Überwachung von Patienten im Aufwachraum
- Wartung, Pflege, Reinigung und Sterilisation der Anästhesiegeräte und des -zubehörs

Aufgabe 35.3

Analgesie: Für Operationen muss die Schmerzempfindlichkeit des Patienten entweder *lokal* am Operationsort (Lokalanästhesie), für eine Körperregion (Regionalanästhesie) oder *allgemein* für den gesamten Körper (Allgemeinanästhesie, Vollnarkose) ausgeschaltet werden.
Hypnose: Für die Allgemeinanästhesie wird das Bewusstsein des Patienten gedämpft (Sedierung) bzw. ausgeschaltet (Hypnose). Analgesie und Hypnose führen gemeinsam zu einer Dämpfung der vegetativen Reflexe (Atmung, Blutdruck, Herzfrequenz)
Muskelrelaxation: Reversible schlaffe Lähmung der Skelettmuskulatur. Bei vielen Operationen wie z. B. Bauch-, Thorax- oder neurochirurgischen Eingriffen ist die (reversible) Erschlaffung der Skelettmuskulatur (Muskelrelaxation) erforderlich, um optimale Operationsbedingungen zu gewährleisten.

Aufgabe 35.4

Das Guedel-Schema gilt streng genommen nur für die Äther-Narkose, die jedoch heute nicht mehr durchgeführt wird. Als Leitlinie ist es aber für Narkosen mit Inhalationsanästhetika in der Praxis nach wie vor hilfreich.
I: Analgesie, Amnesie (Erinnerungslosigkeit)
II: Unkontrollierte Bewegungen, Steigerung der Reflexe, Husten, Würgen, Bewusstlosigkeit
III: Zunehmende Reflexdämpfung, Muskelerschlaffung
IV: Lähmung der vegetativen Zentren für Atmung und Herz-Kreislauf-Funktion, Tod

Aufgabe 35.5

	DIN	Europanorm
Sauerstoff	blau sechseckiger Stecker	weiß
Druckluft	gelb viereckiger Stecker	schwarz/weiß
Lachgas	grau runder Stecker	blau
Vakuum	weiß viereckiger Stecker	gelb

Aufgabe 35.6

Siehe Tabelle Seite 213.

Aufgabe 35.7

- Vorerkrankungen, Vormedikamente, präoperative Bewusstseinslage
- Art des Eingriffs und der Narkose
- Intraoperative Vorkommnisse, evtl. Komplikationen
- Anordnungen des Operateurs (z. B. bestimmte Lagerung, Fortführung wichtiger Medikamente wie Antibiotika)
- Evtl. zu erwartende Probleme
- Angabe der akzeptablen Werte für Vitalparameter, Drainagenverlust, Urinausscheidung
- Laboruntersuchungen und -ergebnisse
- Infusions-, Schmerztherapie
- Erreichbarkeit der verantwortlichen Ärzte.

Aufgabe 35.8

- Nicht vorgenommene Überprüfung der Ausstattung und Funktionsfähigkeit des Anästhesiearbeitsplatzes
- Bedienungsfehler an Geräten aufgrund von Unerfahrenheit, Unaufmerksamkeit oder Übermüdung
- Verwechslung und Überdosierung von Arzneimitteln
- Unbemerkte Fehlintubation in den Ösophagus
- Überforderung im Umgang mit kritischen Situationen.

Kapitel 36

Aufgabe 36.1

Unreiner Bereich
Umkleidekabinen für das OP-Personal **(Sterilschleuse)**; (in dieser Schleuese wird der Patient vom Bett auf einen OP-Tisch gelagert wird bzw. umgekehrt. So wird eine Kontamination des sterilen Bereichs mit Keimen, die z. B. an den Rädern des Bettes haften, minimiert.
Reiner Bereich
Hierliegen die eigentlichen **OP-Säle**, die dazugehörigen **Räume zur Anästhesieeinleitung**, die **Waschräume** zur Händedesinfektion sowie verschiedene **Nebenräume** zur Lagerung von Instrumentensets und weiteren Geräten. Ebenfalls im reinen Bereich liegt der **Aufenthaltsraum** für das OP-Personal.

Aufgabe 36.2

Instrumentation: Vorbereitungen treffen; Instrumente und Geräte richten; Einhalten der Sterilität und Antisepsis (Verantwortung!); während der OP: Anreichen und Entgegennehmen der Instrumente; Zählen von Tupfern, Bauchtüchern, Kompressen etc.; nach der Operation: Reinigung der benutzten Instrumente/Geräte einleiten.
Springertätigkeit: Springer assistiert der Instrumentierenden Pflegekraft; er erfüllt Aufgaben, welche die steril eingekleidete Intrumentierschwester nicht wahrnehmen kann, z. B. Anreichen des Sterilguts zur Vorbereitung des Instrumentiertisches, Herbeiholen zusätzlich benötigter Instrumente, Bedienung von medizinisch-technischen Geräten oder Abrufen des nächsten Patienten von der Station; er dokumentiert die durchgeführten Pflegemaßnahmen.
Lagerung: Hilfe beim Ein- und Ausschleusen und/oder bei der Lagerung oder dem Transport des Patienten innerhalb des OPs. Evtl. auch Hilfe beim Anlegen postoperativer Liegeschalen oder Gipsverbänden.

Aufgabe 36.3

Vorbereitung Fingernagelkontrolle; ggf. Anziehen einer wasserdichten Schürze;
Waschen Hände und Unterarme werden mit Seifenlösung ca. zwei Minuten gewaschen, die Fingernägel mit sterilen Bürsten gereinigt. Hände und Unterarme sind immer nach oben gerichtet. Wasserhähne, Seifen- und Desinfektionsmittelspender sind mit Sensoren oder speziellen, mit dem Ellenbogen zu bedienenden Griffen versehen.
Hautdesinfektion Nach dem Abtrocknen der Hände und Unterarme (ggf. mit sterilen Stoffhandtüchern): Einreibung über Zeitraum von 3 Minuten mit einer alkoholischen Hautdesinfektionslösung; mindestens zwei Einreibevorgänge mit jeweils ca. 5 ml Desinfektionslösung.

Aufgabe 36.4

4, 6, 2, 5, 3, 1

Kapitel 35, Aufgabe 6

Geräteprüfungen	Instrumentarium	Überwachung/ Monitoring	Infusion, Injektion, Transfusion	Arzneimittel	Notfallmedikamente
• Überwachungsmonitore, • Gasanschlüsse, • Verbindungsschläuche, • Dichtigkeit des Narkosegeräts, • Inhalationsanästhetikaverdampfer, • Atembeutel, • Ventilfunktionen, • Narkosegasabsaugung, • Atemkalk, • Beatmungsbeutel, • Sekretabsaugung, Absaugkatheter, Fingertips, • Defibrillator	• Intubationszubehör, Atemmasken in allen Größen, • Endotrachealtuben in allen Größen, inkl. Führungsstäbe, • Guedel-Tuben in allen Größen, • Magill-Zange, • Blockerspritze, ggf. Cuff-Manometer, • Laryngoskop mit Spateln in verschiedenen Größen, Ersatzlaryngoskop, • Mundkeil, • Spray für oberflächliche Schleimhautanästhesie, • Pflaster, Schere, • Verschiedene Intubationskissen, Kopfring, • Konnektoren, Winkelstücke, • Ggf. Filter zur Atemluftbefeuchtung, • Nasentropfen, • Augensalbe	• Stethoskop, • Blutdruckmanschetten in verschiedenen Breiten, • Blutzuckersticks, Blutgasröhrchen, andere Blutentnahmeröhrchen, • Taschenlampe, • Thermometer, Temperatursonde, • Blasenkatheter(set), Urinbeutel, • Magensonden, Sekretbeutel, • Monitore inkl. Verbindungskabel und Elektroden/Messsonden	• Haut- und Händedesinfektionsmittel, • Spritzen aller Größen, • Venöse Verweilkanülen und Mandrins, Kanülenpflaster, • Injektionskanülen, • Dreiwegehähne, Verschlussstopfen, • Infusions- und Transfusionsbestecke, • Zentrale Venenkatheter, • Arterielle Verweilkanülen, • Druckmanschette (für schnelle Transfusion), • Schläuche für Infusionswärmer, • Seren für Blutgruppen-Bedside-Test, Testkarten, • Sterile Handschuhe, sterile Abdecktücher, • Kanülen und Katheter(-sets) zur Regionalanästhesie, • Infusions- und Injektionslösungen	• Injektionsanästhetika, • Inhalationsanästhetika, • Muskelrelaxantien, • Opioide, • Tranquilizer, Lokalanästhetika, Normalinsulin (Altinsulin) • Heparin, • Nicht-Opioid-Analgetika, • Antiemetika	• Antihypotensiva zur kardialen Reanimation, • Antihypertensiva, • Antiarrhythmika, • Digitalisglykoside, • Bronchodilatatoren, • Antikonvulsiva, • Kortikosteroide, • Diuretika, • Natrium-Bikarbonat, Glukose 20 %, 40 %, • Antagonisten, Thiamazol, Physostigmin

Eine noch detailliertere Aufstellung dieser Checklisten findet sich in *Pflege heute*, Kapitel 36.6.1 – 36.6.6

Aufgabe 36.5

„Unnötiges Umhergehen“
Um eine Kontamination des OP-Feldes oder der Instrumente zu vermeiden, sollte im Operationssaal auf einen ökonomischen Bewegungsablauf geachtet und unnötiges Umhergehen bzw. Türöffnen vermieden werden.

„Kaffeeklatsch“
Es gibt Untersuchungen, wonach die Zahl der Wundinfektionen durch häufige Gespräche im OP ansteigt. Außerdem werden die beteiligten Personen von ihrer Hauptaufgabe, dem Operieren oder Instrumentieren, abgelenkt. Deshalb werden während der Operation nur unbedingt notwendige Gespräche geführt.

Unerwartet septischer Patient
Sollte bei einer aseptischen Operation einmal unerwartet ein Eiterherd eröffnet werden, muss eine Keimübertragung auf nachfolgend operierte Patienten vermieden werden. In diesem Fall müssen spezielle Regelungen am Ende der Operation befolgt werden, um eine Keimausbreitung zu vermeiden. Diese Verhaltensregeln sind im Hygieneplan festgelegt und sollten im Waschraum aushängen. Der OP-Saal kann erst nach entsprechenden Desinfektionsmaßnahmen für weitere aseptische OPs genutzt werden.

Gipsen im OP
Gipse werden wegen der damit verbundenen Staubbelästigung möglichst in einem speziellen *Gipsraum* angelegt. Zum Schutz der OP-Kleidung werden abwaschbare Schürzen getragen. Während der Anlage eines Gipses kann die Narkose weitergeführt werden.

Personen, die sich „unsteril“ machen
Sollte eine der im OP-Saal befindlichen Personen bemerken, dass ein am OP-Tisch Stehender sich selbst oder einen sterilen Gegenstand versehentlich unsteril gemacht hat, muss er dies sofort mitteilen. Typisches Beispiel ist das Berühren der sterilen Lampengriffe mit dem Kopfschutz.

„Nicht benötigte Hände“
Haben Operateur oder Assistenten während einer Operationsphase eine oder beide Hände „frei“, legen sie diese an den eigenen Oberkörper oder auf die Abdeckung. Dadurch bleiben OP-Übersicht und Sterilität gewahrt.

Niemals stützen Operateur oder Assistenten sich am Körper des Patienten ab, da hierdurch vermeidbare Druckschäden wie beispielsweise Hämatome oder Nervenläsionen entstehen können.

„Neulinge“ im OP
Wenn einem „Gast“ oder neuem Mitarbeiter die Abläufe in einem OP-Bereich nicht bekannt sind, sollte ein erfahrener Mitarbeiter den „Gast“ oder neuen Mitarbeiter vorstellen und ihm behilflich sein. So fällt dem Unerfahrenen die Orientierung leichter, und es besteht nicht die Gefahr, dass er aus Unkenntnis z. B. einen Instrumentiertisch oder den bereits steril abgedeckten Röntgen-Bildverstärker unsteril macht.

Aufgabe 36.6

Die obere Lagerungsvariante ist die korrekte, da Kompressionsschäden des N. ulnaris bei angelegtem Arm vermieden werden.

Aufgabe 36.7

- **Rückenlage:** Abdominelle Eingriffe (z. B. Darmresektionen, Gallenblasenoperationen, Appendektomie), Versorgung von Frakturen des Oberschenkelknochens, Implantation einer Hüft-TEP, Handoperationen.
- **Bauchlage:** Skolioseoperationen, Bandscheibenoperationen, Schwenklappen-Operation zur Deckung von Hautdefekten bei einem Dekubitus
- **Seitenlage:** Thoraxchirurgische Eingriffe (z. B. Lungenteilentfernung), Implantation einer Hüft-TEP (wird in Deutschland aber meist in Rückenlage vorgenommen), Ausräumung von Metastasen im Bereich der unteren Wirbelsäule und Versteifungsoperationen der Wirbelsäule
- **Steinschnittlage:** Chirurgische Behandlung von Perianalabszessen, Hämorrhoiden-Operationen, transanale Entfernung von Rektumtumoren, vaginale Entfernung der Gebärmutter, Abrasio
- **Oberkörperhochlage:** Versorgung einer Humeruskopffraktur (Oberarmkopffraktur), Schilddrüsenoperation
- **Lagerung auf dem Extensionstisch:** Versorgung von Frakturen (leichtere Reposition der Fraktur und Halten des Repositionsergebnisses möglich)
- **Sitzende Position:** Neurochirurgische Eingriffe (z. B. Entfernung eines Hirntumors oder Hämatomausräumung).

Aufgabe 36.8

Für die **Blutsperre**, die v. a. bei Operationen am Bein oder am Fuß Anwendung findet, wird die Extremität anschließend für 1 – 3 Min. hochgehalten, ehe die Manschette aufgeblasen wird (venöses Blut fließt aufgrund der Schwerkraftverhältnisse besser ab, arterielles Blut schlechter zu). Für die **Blutleere nach Esmarch** wird stattdessen die Extremität mit einer breiten elastischen Gummibinde von distal nach proximal ausgewickelt, bevor die Druckmanschette mithilfe eines Gerätes beim Erwachsenen am Oberschenkel auf ca. 400 mmHg und am Oberarm auf ca. 300 mmHg aufgepumpt wird. Danach wird die Gummibinde wieder abgewickelt.

Kapitel 37

Aufgabe 37.1

- Pflege
- Überwachung
- Behandlung

von Patienten mit *lebensbedrohlichen* oder *potenziell* (= möglicherweise) *lebensbedrohlichen* Erkrankungen (z. B. Schock, Herzinfarkt).

Aufgabe 37.2

In kleineren Krankenhäusern: meistens **interdisziplinäre Intensivstationen** für mehrere Fachbereiche; in Krankenhäusern der Maximalversorgung: *Intensiveinheiten*, die auf die Versorgung spezieller Erkrankungen eingestellt sind, z. B. **kardiochirurgische** und **neurologische Intensivstationen** oder **Intensivstationen für schwer brandverletzte Patienten**. Ebenfalls existieren spezielle **neonatologische** und **pädiatrische Intensivstationen** in größeren und spezialisierten Kinderkliniken.

Aufgabe 37.3

Exemplarische Lernangebote (in der Realität sind zahlreiche weitere Lernangebote möglich):

- Pflege von beatmeten Patienten
- Pflege von Patienten nach großen Operationen, z. B. an Herz, Lunge, Magen-Darm-Trakt
- Verhalten im Notfall (Reanimation)
- Umgang mit Überwachungs- und Behandlungsgeräten.
- Bezugspflege
- …

Aufgabe 37.4

Keine Ideallösung möglich; es empfiehlt sich der Abgleich mit der Originalabbildung 38.1 in *Pflege Heute*.

Aufgabe 37.5

Situation: Extreme physische und psychische Anforderungen: Einerseits müssen Pflegende mit der Vielzahl der Überwachungs- und Behandlungsgeräte wie „im Schlaf" vertraut sein, bei therapeutischen und diagnostischen Maßnahmen assistieren und oft unter Zeitdruck pflegen. Andererseits müssen sie sich mit der Leidensgeschichte des Patienten und dessen Angehörigen auseinandersetzen und diese verarbeiten. Somit sind Leiden, Sterben und Tod ständig präsent.
Gleichzeitig erleben die Pflegenden den eigentlichen „Erfolg" ihrer Arbeit nicht mit, da die meisten Patienten bald nach Stabilisierung ihrer Vitalfunktionen auf eine Normalstation verlegt werden.
Bewältigung: Ausgleich im Privatleben; Sport; angemessener Schlaf-Wach-Rhythmus; autogenes Training; progressive Muskelentspannung; Professionelle Hilfe: *Balintgruppen, Supervisionen*. Organisational: Ausreichend Personal; Angemessene Arbeitszeiten ohne Überstunden; Fort- und Weiterbildung …

Aufgabe 37.6

Bewusstsein: Erkrankung und Therapie führen häufig zu einer Bewusstseinsveränderung des Intensivpatienten (z. B. durch Arzneimittelgabe, Anstieg von giftigen Stoffwechselprodukten oder CO_2, Hirndruckerhöhung …).
Verhalten: Dies ist schwer zu interpretieren: Beispielsweise kann ein Patient, der sich nicht klar äußern kann, auf die „Ausnahmesituation Intensivstation" mit *Apathie* reagieren, ein anderer hingegen mit *Unruhe*. Unruhe kann aber hier nicht nur Zeichen von Angst sein, sondern auch ein Hinweis auf Schmerzen oder ein Versuch, mit der Umgebung Kontakt aufzunehmen.
Mimik und Gestik: Bei beatmeten Patienten, die in ihrer Kommunikation eingeschränkt sind, sind Veränderungen der Mimik und Gestik ein wichtiges Beobachtungskriterium: Angst, Ärger, Schmerzgefühl, Überraschung und Interesse können hier zum Ausdruck gebracht werden.
Haut: Veränderungen der Hautfarbe geben u. a. Hinweise auf die Kreislaufsituation und die Sauerstoffversorgung: Blasse, kaltschweißige Haut deutet auf eine Zentralisation des Kreislaufs hin.

Eine *Zyanose* zeigt einen Sauerstoffmangel des Organismus an.

Aufgabe 37.7

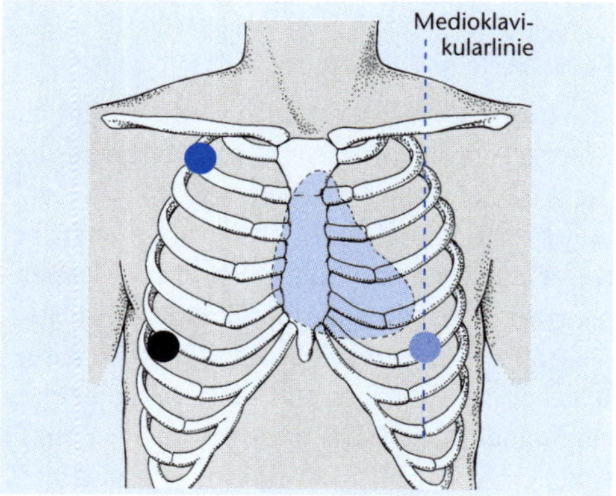

Abb. 38.3: Position der Elektroden. [A400-190]

Aufgabe 37.8

Grund: Das vom Schrittmacher ausgeübte Aktionspotential, der sog. *Spike,* kann vom Monitor als Herzaktion gezählt werden, ohne dass tatsächlich eine Herzerregung und -kontraktion erfolgt. Aufgrund einer solchen Fehlinterpretation besteht die Gefahr, dass Bradykardie oder Asystolie nicht erkannt werden.

Alternativen:

Periphere Pulsüberwachung. Über an Finger oder Ohr des Patienten angelegte Sensoren wird jede in der Peripherie ankommende Pulswelle erfasst. Fehlende Herzkontraktionen werden vom Monitor sofort erkannt.

Herzfrequenzüberwachung mit Schrittmachererkennung. Der Monitor wird so eingestellt, dass er den Schrittmacherimpuls erkennt und nur den QRS-Komplex als Herzaktion zählt.

Weiterführende Erläuterungen & didaktische Kommentare zu einzelnen Aufgaben

Im Folgenden finden sich konkrete Anmerkungen zu einzelnen Aufgaben, die den Rahmen des Lösungsregisters gesprengt und dieses unübersichtlich gestaltet hätten. Dennoch können diese Einzelanregungen auf eine Vielzahl der im Buch enthaltenen Aufgaben zutreffen.
In der 4. Auflage sind deutlich mehr frei zu beantwortende Fragen enthalten; dies entspricht der in den (Ausbildungs-) Gesetzen und Verordnungen der Pflegeberufe geforderten Orientierung an Kompetenzen/Teilkompetenzen und der in der Pädagogik immer weiter fortschreitenden Selbststeuerung des Lernens durch die Teilnehmer.
Es handelt sich nicht um ein Übungsbuch, um Inhalte der Bezugswissenschaften (z. B. der Medizin) en detail aufzuarbeiten und zu wiederholen. Vielmehr sollen die Schüler ein Gefühl dafür bekommen, ihr pflegerisches Handeln zu begründen und Prioritäten zu setzen. Zudem wird die Eigenverantwortlichkeit und Kreativität durch die die verschiedenen Aufgabentypen gefördert.

Aufgabe 1.1 (ff.)

Die Aufgaben der ersten Kapitel können nicht mit „richtig" oder „falsch" beantwortet werden. Es geht bei diesen Aufgaben vielmehr darum, sich Gedanken über sein (berufliches) Handeln und den dazugehörigen Beweggründen zu machen. In den Lösungen wird daher hauptsächlich auf die Kapitel in *Pflege Heute* verwiesen.

Aufgabe 1.4

Diese Aufgabe kann auch sehr gut im Unterricht/in Lerngruppen bearbeitet werden. Es bietet sich eine arbeitsteilige Vorgehensweise an: Jede Gruppe erhält den Auftrag, ein Menschenbild zu bearbeiten und in der Plenumsphase alle anderen Schüler darüber in Kenntnis zu setzen. Als Methode eignet sich hier das „Gruppenpuzzle", das in den Elsevier-Büchern „Pflegeunterricht konkret" und „Unterrichtsmethoden in der Pflegeausbildung" näher beschrieben ist.

Aufgabe 3.3

Diese Aufgabe ist an sich unlösbar, wenn man nicht gerade täglich mit diesen Zahlen umgeht. Es geht hier aber nicht um die Wiedergabe von Faktenwissen, sondern um eine Diskussionsgrundlage über das Gesundheitssystem in der BRD und dessen Finanzierung.

Aufgabe 4.1 (ff.)

Die Aufgaben in diesem Kapitel haben naturgemäß einen hohen Abstraktionsgrad und wirken theorielastig – ein durchaus normaler, erwünschter Effekt. Dennoch kann man die Bearbeitung praxisnah gestalten, indem man sich ständig die Leitfrage stellt: Was bedeutet das Wissen um die theoretischen Zusammenhänge für den Pflegeberuf/für die tägliche Arbeit in den Einrichtungen des Gesundheitswesens?

Aufgabe 5.5

Bei diesem Aufgabentyp bietet sich eine erfahrungsbezogene Herangehensweise an. Sicherlich existieren weitere konfliktträchtige Pflegesituationen, bei denen mit Hilfe der Pflegenden ein Kompromiss gefunden werden muss.
Das Ganze kann dann im Rollenspiel oder auch als aufwändig gestaltete Fallarbeit einzeln oder besser in Gruppen bearbeitet werden.

Aufgabe 6.8

Das ausführliche Fallbeispiel kann natürlich auch unter erweiterten Fragen bearbeitet werden, z. B.: Welche Einflussfaktoren für eine personenbedingte Interaktion sind im Fallbeispiel zu erkennen? Wie kann der Tagesablauf bei Herrn Sauermann positiv gestaltet werden? Was hat dazu geführt, dass Herr Sauermann anfangs mürrisch auf das Pflegepersonal wirkte? Was wurde hier versäumt?

Aufgabe 7.2

Für eine ausführliche Fallbearbeitung eignen sich hier Krankheitsbilder, die zu den chronischen Erkrankungen zählen. Die Aufgabe kann auch für die Praxis in Form einer Lernaufgabe erweitert werden: Erstellen Sie für die Patienten „Ihrer" Station einen eigenen Einschätzungsbogen des Lernbedarfs. Die Auswahl der Patienten sollte zuvor mit dem Praxisanleiter und später natürlich mit dem Patienten besprochen werden.

Aufgabe 7.3

Das Erstellen einer Broschüre kann als konkrete Transferaufgabe für den „Lernort Betrieb“ (Altenheim/Krankenhaus …) genutzt werden. Hier eignet sich am ehesten die Bearbeitung in Kleingruppen unter Einbeziehung der Fachleute des jeweiligen Bereiches.

Aufgabe 8.2

Falls ein Fragebogen/Interview zum ersten Mal eingesetzt wird, bedarf es der engen Begleitung. Die Techniken wissenschaftlichen Arbeitens hinsichtlich der Fragebogengestaltung/der Gesprächsführung im Interview müssen im Vorfeld beachtet werden. Im eigenen Betrieb ist im Vorfeld einer Befragung zudem das Einverständnis der jeweiligen Abteilungsleitung/des Personalrates einzuholen, da es sich mitunter um sehr sensible Daten handelt.

Aufgabe 10.3

Im Rahmen dieses Kapitels kann auch ein umfassender, aber individueller Pflegeplan erstellt werden. Die beschriebenen Pflegemaßnahmen können auf diese Art und Weise vertieft bzw. wiederholt werden, da sie häufig schon zuvor im Unterricht und während der Praxiseinsätze thematisiert wurden.

Aufgabe 10.3

In diesem Zusammenhang kann auch die Grundhaltung eines Kurses zum Thema Sterbehilfe thematisiert werden. Führen Sie eine Diskussionsrunde durch, die aus Pro- und Contra-Vertretern zusammengesetzt ist.

Aufgabe 11.1 ff.

Alle Fragen des Kapitels 11 sollten im Rahmen von ausführlichen (didaktischen) Pflegeplanungen bearbeitet werden. Idealerweise sollten die erlernten Inhalte im Rahmen des Praxistransfers mittels einer „echten“ Pflegeplanung am „Lernort Betrieb“ gemeinsam mit den Praxisanleitern und den hausspezifischen Standardisierungen eingeübt werden.

Aufgabe 11.2

Die Erstellung von Checklisten kann auch sehr gut als Lernaufgabe für die Praxis gestaltet werden. Hier sollten unbedingt die Praxisanleiter der entsprechenden Abteilungen einbezogen werden.

Aufgabe 11.4

Hier bietet sich eine berufspolitische Pro/Contra Diskussion an. Als Themen können hier angesprochen werden:
Fehlende Vorbehaltstätigkeiten für die Pflege; fehlende Selbstverwaltung (Kammer); fehlende eigenständige Abrechnungsmöglichkeit pflegerischer Leistungen; Delegation ärztlicher Tätigkeiten; Inhalte des Pflegeweiterentwicklungsgesetzes (PWG) aus dem Jahr 2008 …

Aufgabe 12.4 ff.

Die Aufgaben zum Kapitel 12 können aufgrund des Umfangs des Ursprungskapitels nur exemplarisch verwendet werden. Die Prinzipien der Aufgabenstellungen lassen sich aber ohne weiteres auf alle Unterkapitel übertragen. So können anstelle der in der Aufgabe 12.4 angesprochenen Veränderungen der Hautfarbe auch die Veränderungen des Blutdrucks, der Atmung etc. in gleicher Form erarbeitet werden.

Aufgabe 13.1 ff.

Die Maßnahmen als Ersthelfer sollten zu Beginn der Ausbildung im Rahmen eines Kurses eingeübt werden. Im weiteren Verlauf der Ausbildung kann das Thema bei gleichem Inhalt noch einmal vertiefend bearbeitet werde. Ab der zweiten Ausbildungshälfte kann die Aufgabe darin bestehen, eine Notfallsituation auf einer Station zu organisieren/zu managen.

Aufgabe 14.5

Die Technik Strukturlegeplan, die im Buch mehrfach zu finden ist, impliziert, dass verschiedene Lösungsmöglichkeiten ohne eine einheitlich-starre Vorgabe richtig sein können. Wichtig ist, dass der Schüler sein Handeln reflektiert und v. a. begründet. Es ist zulässig und erwünscht, dass diese Aufgabentypen durch eigene Gedanken (Karten) erweitert werden.

Aufgabe 15.6

Technik Strukturlegeplan: siehe Kommentar zu Aufgabe 14.2.

Aufgabe 15.7

Die beschriebene Methode ist relativ ungenau, da die Einstellung am Infusionssystem von vielen weitern Faktoren abhängt (Lage des peripheren Venenzugangs; Schwerkraft/Gewicht der Infusion, dass sich je nach Entleerung ändert …). Hier sind neben den Infusionspumpen auch einstellbare Schwerkraft-Steuerungssysteme sehr verbreitet, die aber auch keine Gewähr für eine 100%ig korrekte Zeitsteuerung darstellen.

Aufgabe 16.3

Hier sollte, wie bei allen ähnlich gelagerten Aufgaben, auch Bezug auf die allgemeinen präoperativen Maßnahmen genommen werden (➢ *Pflege Heute*, 15.10.2). Zudem sind bei prä- und postoperativen Pflegemaßnahmen die klinik- und abteilungsspezifischen Standards sehr unterschiedlich.

Aufgabe 16.6

Bei den Aufgaben mit übergeordneten Aspekten, wie hier bei der Gesundheitsberatung, bietet es sich an, die exemplarischen Anteile herauszuarbeiten, die auch bei vielen anderen Krankheitsbildern relevant sein können. So könnte am Beispiel der KHK ein Rollenspiel/eine Partnerarbeit durchgeführt werden, bei der Berater und zu Beratender als Rolle vergeben werden.

Aufgabe 16.8

Die Strukturlegetechnik bietet sich immer dann an, wenn Handlungsketten/Handlungsabfolgen eingeübt und vertieft werden sollen. Die Methode kann ebenso als Lernerfolgskontrolle oder auch als Prüfungsmethode eingesetzt werden. Weiterführende Informationen zur Strukturlegetechnik finden sich im Elsevier-Buch „Unterrichtsmethoden in der Pflegeausbildung".

Aufgabe 16.10

Bei diesen Transferaufgaben/Querverweisen lassen sich die allgemeinpflegerischen Tätigkeiten sehr gut wieder aufgreifen. Bei der Pflege von Patienten mit Fieber können hier nur die Grundlagen/Schwerpunkte eruiert werden. Es sollte daher das Kapitel 12.4.4.2 wiederholt werden.

Aufgabe 17.3

Bei den speziellen Aufgaben aus der Bezugswissenschaft „Medizin" müssen die jeweiligen Unterrichtsinhalte der „eigenen" Ausbildungsstätte, bzw. die Standards des „eigenen" Hauses berücksichtigt werden. Mit dieser Aufgabe soll wieder das handlungsbegründende Vorgehen exemplarisch eingeübt werden. Derartige Aufgabe lassen sich auch leicht aus vielen anderen Inhalten ableiten, die sich mit speziellen Erkrankungen von Patienten befassen.

Aufgabe 17.4

Hier bietet es sich an, das gesamte Notfallszenario auf einer Pflegestation am Beispiel des hypertensiven Notfalls durchzuspielen. Erweiterter Schwerpunkt dieser Aufgabe kann bei den höheren Ausbildungssemestern auch die Ablauforganisation bzw. das Notfallmanagement sein. Der abgedruckte Strukturlegeplan ist natürlich unvollständig, dies ist Bestandteil der Methode. Im Unterricht können diese Inhalte neben dem beschriebenen Strukturlegeplan ergänzt und erweitert werden.

Aufgabe 18.6

Dieser Aufgabentyp kann wieder in einen (umfassenden) Strukturlegeplan umgewandelt werden. Alternativ kann auch im Rahmen eines kleinen Projektes eine Bildbroschüre/Informationskarte für den konkreten Einsatz „am Patienten" erstellt werden. Achtung: Hier müssen alle Instanzen informiert und ggf. um Zustimmung gebeten werden (➢ PDL, ärztlicher Bereich, ggf. Mitsprachegremien, Patienten …).

Aufgabe 20.7

Die beschriebenen postoperativen Pflegegrundsätze können auch im Rahmen eines aufwändigen Pflegeplans bearbeitet werden. Hier sollte zwischen den beiden Lernorten „Schule" und „Betrieb" unterschieden werden. Die am Lernort Schule durchgeführte Pflegeplanung ist eine eher didaktische und damit oft ausführlichere Variante. Am Lernort Betrieb müssen die Gegebenheiten vor Ort berücksichtigt werden. Die Grundsätze sollten aber bei beiden Lernorten gleich sein.

Aufgabe 21.7

Diese Aufgabe eignet sich hervorragend zur Erstellung/Bearbeitung eines Strukturlegeplans. Die einzelnen Schritte bei der Vorbereitung/Durchführung/Nachbereitung können auf Moderationskarten geschrieben und dann durchmischt werden. Wichtig ist hierbei, die Pflegehandlungen und nicht die medizinischen Hintergrundinformationen auf die Karten zu schreiben. Dann eignet sich die Methode auch zur Lernerfolgsüberprüfung. Im mündlichen Dialog können die Inhalte der Bezugswissenschaften (Medizin, Pharmakologie, Soziologie …) thematisiert und erfragt werden.

Aufgabe 22.4 ff.

Die hier beschriebenen Handlungsketten eignen sich wieder für den Einsatz der Strukturlegetechnik.

Aufgabe 24.5

Sämtliche Aufgaben aus dem Bereich „Verbände" eignen sich für eine vertiefende Übung im Demoraum oder am Lernort Betrieb. Man kann diese Verbände auch ideal gegenseitig einüben. In Kooperation mit den Praxisanleitern sind evtl. auch Übungsphasen in der Krankenhausambulanz möglich.

Aufgabe 28.1 ff.

Das Thema „Haut" wird in der Pflegeausbildung schon sehr früh thematisiert, dann oft lange Zeit nicht mehr. Im Rahmen der Bearbeitung dieser Aufgaben kann (erneut) ein erfahrungsbezogener Ansatz gewählt werden. Bei der Aufgabe 28.1 eignet sich für Neulinge im Beruf der Aspekt der Selbsterfahrung: Bedeutung der Haut für mich selbst; Intimsphäre; Nähe & Distanz …

Aufgabe 29.1

Die einzelnen Schritte der Punktion (wie im Übrigen bei allen Punktionen/Biopsien …) können als Strukturlegeplan gestaltet werden: Material einzeln auf Moderationskarten schreiben, Karten durchmischen, den Plan legen und die einzelnen Schritte begründen lassen. Diese Methode ist auch als Gruppenaufgabe möglich (v. a. bei sehr komplexen Plänen). Es bietet sich hier eine handlungsorientierte (= Vorbereitung/Durchführung/Nachbereitung) Vorgehensweise an.

Aufgabe 31.4

Hier kann im Rahmen des Praxistransfers gemeinsam mit den Anleitern ein Leitfaden erstellt werden. Diese sollte gut lesbar illustriert werden oder besser noch mit großen Zeichnungen/Symbolen versehen werden.
Die geschilderte Anleitungssituation kann im „Echteinsatz" sehr gut von Auszubildenden übernommen werden. Die Anleiter sollten dabei beratend tätig werden. Die Inhalte aus den Kapiteln „Beraten & Anleiten" und „Gesundheitsberatung & Prävention" sind zu berücksichtigen.

Aufgabe 33.7

Beim Praxistransfer der Skala müssen natürlich die juristischen Rahmenbedingungen beachtet werden. Falls der Patient nicht in der Lage ist, sein Einverständnis zu geben, sollte man die Vorgehensweise zuvor mit dem Praxisanleiter besprechen.

Aufgabe 33.7

Hier eignet sich als Fortführung der Aufgabe erneut die **Strukturlegetechnik** (➤ unten). Schreiben Sie die einzelnen Handlungsschritte bei der Assistenz bei einer Lumbalpunktion auf Moderationskarten und mischen Sie diese. Nun müssen die Karten in eine sinnvolle und fachlich korrekte Reihenfolge gebracht werden – das soll ein Mitschüler durchführen und die einzelnen Schritte begründen. Erschwerend können Sie auch „Nieten" (= Karten mit Falschaussagen) einbauen. Für den Lernenden selbst eignet sich die Strukturlegetechnik als Methode zur Wiederholung von Unterrichts- und Praxisinhalten.

Aufgaben zu Kapitel 35

Hier wurde gänzlich auf das Erstellen von Aufgaben verzichtet, da das gesamte Kapitel 35 eine Übersicht der gängigen Laborwerte darstellt. Im Unterricht/in der Praxis sollte hingegen schon differenziert mit den Laborparametern umgegangen werden. Ziel ist es heutzutage nicht mehr, alle Werte auswendig zu kennen – hier leisten die EDV-gestützten Laborauswertungen mit gleichzeitig ausgedrucktem Normwert gute Dienste. Ziel ist es vielmehr, den Handlungsbedarf bei Abweichungen von der Norm zu erkennen und die Priorität einzuschätzen.

Aufgabe 35.6

Diese sehr umfangreiche Aufgabe kann auch arbeitsteilig in Gruppen bearbeitet werden. Jede Gruppe bearbeitet dann eine Tabellenspalte und erstellt eine detaillierte Checkliste. Das Ergebnis muss dann zusammengeführt werden, um Dubletten herauszufiltern. Im Idealfall soll das Ergebnis dann mit den Pflegenden in der Anästhesieabteilung abgeglichen werden. In diesem Zusammenhang sollte auch die Möglichkeit bestehen, sich die genannten Elemente (Geräte etc.) einmal „live" anzuschauen.

Aufgabe 36.1

Pflege in Operationsabteilungen
Die in Aufgabe 36.1 angesprochene Bereichstrennung kann in Kombination mit den Grundsätzen des hygienischen Arbeitens und den Folgeaufgaben dieses Kapitels im OP im szenischen Spiel eingeübt werden (➤ Partner- oder Gruppenarbeit; auch auf der Station mit den Praxisanleitern sehr gut machbar). Wichtig dabei ist die klare

Rollenverteilung *(z. B.: „Führen Sie eine chirurgische Händedesinfektion durch und ziehen Sie den Sterilkittel hygienisch/fachlich korrekt an.“)*. Dabei sollten auch Beobachterrollen vergeben werden, die beachten, ob die Hygienegrundsätze/die Grundsätze der Pflegemaßnahmen in Operationsabteilungen eingehalten werden.

Aufgabe 37.3

Lernangebote der Intensivstation
Diese Aufgabe kann gemeinsam mit den Praxisanleitern und den Schülern dazu genutzt werden, sich im Vorfeld eines solchen Praxiseinsatzes einen speziellen Lernangebotskatalog zu erstellen. Meistens existieren derartige Kataloge bereits – dann sollten diese individualisiert und auf den Lernenden abgestimmt werden. Falls der Intensiv-Einsatz schon gelaufen ist, kann ein derartiger Katalog zur Nachbereitung/Nachbesprechung oder Evaluation genutzt werden.

Aufgabe 37.4

Räumliche Aufteilung einer Intensivstation
Diese Aufgabe kann auch arbeitsteilig in Gruppen bearbeitet werden: So kann man verschiedene allgemeine und spezielle Abteilungen eines Krankenhauses erstellen lassen. Am Ende kann man alle Abteilungen zu einem selbst entworfenen Krankenhaus zusammenführen.

Aufgabe 37.7

Monitorüberwachung/Elektroden
Die korrekte Positionierung und das Aufkleben der Elektroden muss unbedingt praktisch geübt werden. Hier sollten die Anleiter der Intensivstation und/oder die Mitarbeiter der Notfallambulanzen einbezogen werden, die auch von schwierigen Situationen aus der Praxis berichten können.
Achtung: Das Abrasieren starker Brustbehaarung, damit die Elektroden besser kleben, ist im juristischen Sinne eine Körperverletzung!

Strukturlegeplan

Bei der Erstellung eines Strukturlegeplanes geht es darum, Begriffe, Sachverhalte oder Bilder eines komplexen Themas zu ordnen und in eine sinnvolle Verbindung miteinander zu bringen. Zu Beginn der Aufgabenlösung finden Sie eine Sammlung und eine „natürliche“ Unordnung der Begriffe vor. Sie als Lernende bringen nun eine individuelle Ordnung in diesen Sachverhalt und lernen so verschiedene Möglichkeiten kennen, „Wissen“ darzustellen. Übertragen Sie die Begriffe z. B. auf Moderationskarten und ordnen sie logisch, oder – um Ihr Ergebnis zu „sichern“ – kleben Sie die Karten auf einen größeren Bogen und verbinden die einzelnen Inhalte mit Pfeilen. Das Ergebnis ist eine visualisierte Darstellung einer Thematik.